Werner Kieser · Die Seele der Muskeln

W0178718

Werner Kieser

Die Seele
der Muskeln

Krafttraining jenseits von
Sport und Show

Walter Verlag Zürich und Düsseldorf

Für Gabi

Die Deutsche Bibliothek – CIP-Einheitsaufnahme

Kieser, Werner:
Die Seele der Muskeln : Krafttraining jenseits von Sport und
Show / Werner Kieser. – 5. Aufl. – Zürich ; Düsseldorf : Walter, 1999
ISBN 3-530-30018-7

5. Aufl. 1999

Satz: Utesch GmbH, Hamburg
Druck und Einband: Lengericher Handelsdruckerei, Lengerich
ISBN 3-530-30018-7

Inhalt

Wie kommt der Autor dazu, dieses Buch zu schreiben?

Ich habe das Glück, nicht vom Schreiben leben zu müssen, aber das Pech, schreiben zu müssen, um mich von Gedanken lösen zu können.

Lange Zeit hielt ich «Meinungen» – vor allem meine – für Privatsache. Notizen dazu bewahrte ich deshalb kaum auf. Meine Meinung *habe* ich ja ohnehin – ob aufgezeichnet oder nicht. Mit zunehmendem Alter erkenne ich, daß Meinungen über Tatsachen manchmal mehr bewegen als die Tatsachen allein. Zu diesem Schluß komme ich, weil ich vermehrt nach meiner Meinung zu diesem und jenem gefragt werde. Doch Meinungen verfestigen sich, wenn man sie oft zum besten gibt. Am Ende verwechselt man sie mit Tatsachen. Dieser Gefahr zu begegnen, bewahre ich heute Notizen länger auf, um sie periodisch meiner Kritik auszusetzen. Doch auf die Dauer befriedigt auch dieses Vorgehen nicht. Die Notizensammlung wächst, und niemand äußert sich dazu. Da bietet die Konfrontation mit der Öffentlichkeit Chancen: Zustimmung, Ablehnung, Kritik, Anregungen und Hinweise; immaterielle Gewinne zwar – jedoch dauerhaft und steuerfrei. Soweit mein privates Interesse, dieses Buch zu schreiben.

Zum Buch selbst. Sein Thema ist kontrovers. Seit zweitausend Jahren. Die Trennung von Geist und Körper im abendländischen Denken bewirkt, daß Körperkultur als

Nicht-Geist-Kultur gewertet wird. Das Verhältnis zum Körper ist gestört. Descartes hat mit seinem Dualismus von Körper und Geist die Sache auch nicht besser gemacht.

Der Zugriff der Obrigkeit auf die Körper der Untertanen ist noch immer aktuell. Auch dem modernen Menschen drosselt die Erinnerung an das Schulturnen die Motivation zu körperlich-konstruktiver Betätigung. Der Turnhallengeruch steht für die Merkmale staatlicher Gewalt: Demütigung, Drill und Dummheit.

Medien postulieren ein gestanztes Ideal der körperlichen Erscheinung, das zu erstreben wir Zeit und Geld investieren sollen. Auch das wirkt keinesfalls motivierend (allenfalls fanatisierend für Menschen außerhalb der Zielgruppe des Buches) und ist unwahr: Wir sind von Natur aus unterschiedlich. Der Körper ist privat.

Die Prämisse des Buches lautet: Der Mensch wächst am Widerstand. Daraus läßt sich ein «entsportlichtes» Krafttraining ableiten, jenseits von Wettkampf und Schaustellung. Sein Zweck ist es, die individuell angelegten Fähigkeiten des Bewegungsapparates zu entwickeln, zu erhalten oder – wenn nötig – wiederzugewinnen. Zum ausschließlichen Vorteil des Individuums und als erster Schritt zu einer Hygiene des Bewegungsapparates, vergleichbar mit der Einführung der Zahnsteinentfernung in der Dentalhygiene. Solange wir die Möglichkeiten des Trainings verkennen, entgeht uns Lebensqualität.

Zürich, 1. Oktober 1996   *Werner Kieser*

1 Bemerkungen zum Umfeld

«Laß Dir nichts einreden. Geh selber hin und sieh nach!» BRECHT

Dies ist kein Sport-Buch

Wenn Sie nichts von Sport halten, wenn Sie anstrengender körperlicher Tätigkeit lieber aus dem Weg gehen – dann sollten wir ins Gespräch kommen. Nicht, um Sie zu überzeugen, welche Segnungen etwa der Sport für Sie bereithält. Solche gibt es nicht. Sondern um Ihnen etwas sehr Persönliches nahezubringen: eine Möglichkeit, Ihre physikalischen Daseinsbedingungen zu Ihren Gunsten zu verändern.

Gegenstand dieser Schrift ist das Training der Kraft. Aus meiner Sicht gehört dieses Thema zur Welt der Hygiene, nicht zu jener des Sports. Gerade *weil* Krafttraining unter Sport und Bodybuilding rubriziert wird, finden differenziertere Menschen dazu kaum Zugang. Der öffentliche Auftritt der Exponenten des Bodybuilding wie auch das Erscheinungsbild der meisten Fitneßstudios sind eine Hemmschwelle. Es käme jedoch einer Unterschlagung gleich, das rationellste Mittel zur Verbesserung der persönlichen Lebensqualität im Ghetto der Sport- und Fitneßszene verkommen zu lassen. Wohl fehlte es nicht an Versuchen, die Sache einem anspruchsvolleren Publikum nahezubringen. Doch argumentiert man interessanterweise kaum je mit dem konkreten Nutzen der Sache, sondern versucht, ihr den Stallgeruch des Bodybuilding zu nehmen; durch euphemistische Wortschöpfungen wie: Fitneß, Wellness, Bodyforming, Shaping, Bodytoning.

Erschwerend für die Verbreitung von Krafttraining sind auch die unterschiedlichen Trainings-«Philosophien», wie Methoden heute, im Zuge der Bedeutungsinflation, benannt werden. Methoden (oder «Theorien») – entwickelt unter Laborbedingungen – verändern sich auf ihrem Weg über die Medien zum Anwender oft bis zur Unbrauchbarkeit. Ich hatte dreißig Jahre Zeit und Geduld, Theorien in der Praxis an einem nahezu unlimitierten Material zu prüfen. Wenig hat sich bewährt. Das wenige jedoch verdient genaueres Hinsehen.

Eine Theorie ist das wert, was sie leistet. Wissenschaftliche Anerkennung durch Institutionen hat heute viel mit Wirtschafts-, Macht- und Standespolitik zu tun, weniger mit Wissenschaft im ursprünglichen Sinne. Viele als wissenschaftlich anerkannte Verfahren – insbesondere im Bereich der Rehabilitation – funktionieren überhaupt nicht. Doch die Kostenträger fordern von etablierten «physikalischen» Verfahren kaum Effektivitätsnachweise. Krankenkassen haben ihr eigenes, nämlich ein quantitatives Wissenschaftsverständnis: je verbreiteter ein Verfahren, um so anerkannter. Leider besteht kein Zusammenhang zwischen dem Grad der Verbreitung einer Idee und ihrem Wahrheitsgehalt. Eher das Gegenteil trifft zu: Dummheiten breiten sich schneller aus, weil sie kein Denken erfordern (wie Gerüchte im Gegensatz zur Erkenntnis von Tatsachen). Die Berufsgruppe der Wissenschaftler mutiert unter dem Druck des Arbeitsmarktes zu einer Schreib-oder-stirb-Gesellschaft. Es scheint jedoch, daß die Anzahl bedeutender neuer Erkenntnisse in demselben Verhältnis abnimmt, wie die Anzahl von Wissenschaftlern wächst.

Mit der Informationsflut – die der Informatikpionier Weizenbaum als «Quatsch-Flut» bezeichnete – zurechtzukommen, helfen uns die neuen Technologien wenig. Das *Individuum* muß die Prioritäten setzen. Und das ist gar nicht so leicht: sich *für* etwas entscheiden heißt, sich *gegen* vieles entscheiden.

Wir leben in einer Zeit «unvernähter Enden»: einerseits werden Neuerungen auf den Markt geworfen, bevor die ökologischen und wirtschaftlichen Konsequenzen zu Ende gedacht wurden, auf der anderen Seite liegen Mengen ungenutzten Wissens herum.

Treffen Sie keine Entscheidungen *allein* aufgrund dessen, was Experten von Konsumentenschutz- und anderen wohlmeinenden Organisationen empfehlen; denn auch solche arbeiten letztlich – aus den lautersten Motiven – an der Entmündigung des Individuums. Wo es um unser leibliches Wohl und um unsere Gesundheit geht, sollten wir uns nicht vertreten lassen. Experten und Berater aller Art sind mit Vorsicht zu genießen. Wir kommen nicht darum herum, uns selbst mit den Dingen zu befassen; je länger, je weniger. Und das ist gut so. Gleich unseren Muskeln erlahmt auch das kritische Denken bei Nichtgebrauch.

Lohnt sich die Reise?

Unsere Spontaneität wäre erheblich beeinträchtigt, stellten wir bei jedem Vorhaben die Frage nach dessen Sinn. Bei längerfristigen Projekten jedoch – einer Reise, einem Studium, der Gründung einer Familie oder eines Unternehmens – ist die Sinnfrage berechtigt. Als Leser dieses Buches und – wie ich hoffe – als Verwerter seines Inhalts stehen Sie am Anfang eines vergleichbaren Vorhabens.

Stellen Sie sich vor, Sie erwachten eines Tages und wären nur noch halb so schwer, so, als hätte die Erde während der Nacht die Hälfte ihrer Anziehungskraft eingebüßt. Beim Aufstehen hätten Sie das Gefühl, aus dem Bett zu schweben. Kein Wunder, benötigten Sie doch nur noch die Hälfte Ihrer Kraft, sich aufzurichten und fortzubewegen. Ihre Gelenke spürten Sie nicht mehr, der Rückenschmerz wäre verschwunden, der Bauch flach, der Kopf klar. Treppensteigen empfänden Sie als willkommene Anregung. Sport würde zum Genuß ohne Reue. Der Körper gehorchte Ihnen, und nicht umgekehrt. Können Sie nachempfinden, wie angenehm ein solcher Zustand sein kann? Und daß Sie – einmal da angelangt – nie mehr zurück möchten? Wie gelangen Sie dahin?

Das Körpergewicht durch Nahrungsentzug (drastisch) zu reduzieren wäre Unsinn, würden dabei doch hauptsächlich die Muskeln schwinden und mit diesen die Kraft. Es wäre nichts gewonnen. Die Gravitation können wir ebenfalls nicht reduzieren. Was bleibt? Sie können die Kraft Ihrer Muskeln erhöhen, verdoppeln, ja gar verdreifachen, je nach Ihrem gegenwärtigen Trainingszustand. Je untrainierter Sie sind, um so höher ist Ihre Trainierbarkeit. Sie werden allein von Ihren Muskeln getragen; von morgens bis abends, ein Leben lang. Je mehr Kraft Sie haben, desto leichter tragen Sie an sich. Eine ältere, jedoch vitale und energische Dame wurde in einem Zeitungsinterview gefragt, was sie als wichtigstes Altersproblem empfinde. «Der Verlust der Leichtfüßigkeit!» antwortete sie. Krafttraining bietet – unter anderem – die Lösung dieses Problems.

Das Expertensyndrom

Einige der in diesem Buch aufgezeigten Ideen und Sachverhalte stehen herrschenden Auffassungen entgegen. Es ist verständlich, wenn sich der eine oder andere Leser bei seiner Meinungsbildung an Aussagen von Experten hält, wie sie uns von den Medien zuhauf präsentiert werden. Deswegen nachfolgende Anmerkungen zum Expertentum.

Experten leiten ihre Urteilsberechtigung zum einen von ihrer Ausbildung, zum anderen von ihrer Erfahrung her. Aufgezogen mit den geistigen Konserven unserer Fach- und Hochschulen, sind sie eben – konservativ. Auch die sogenannte langjährige Erfahrung entpuppt sich aus der Vogelperspektive der Geschichte meist als beharrliches Im-Kreis-Gehen.

Edison (1847–1931) wurde als «geistig zurückgeblieben» von der Schule gewiesen. (Wieso eigentlich nicht sein Lehrer?) Die Berner Universität hat sich 1907 für alle Zeiten ein Denkmal in der Wissenschaftsgeschichte gesetzt, indem sie die Habilitationsschrift eines jungen Physikers als «unverständliches Zeug» zurückwies. Der junge Mann hieß Albert Einstein (1879–1955), und das unverständliche Zeug war die Relativitätstheorie. Der berühmteste Architekt des zwanzigsten Jahrhunderts, Le Corbusier (1887–1965), besaß kein Architekten-Diplom; er war Zifferblattmaler. Sein – in der Fachwelt – ebenso berühmter Kollege und Zeitgenosse Rietveld (1888–1964) war Tischler. Der Geburtshelfer Ignaz Semmelweis (1818–1865) erkannte um die Mitte des letzten Jahrhunderts in der Kontaktinfektion die Ursache des Kindbettfiebers. Er empfahl den Ärzten, die Hände zu waschen, bevor sie die werdenden Mütter untersuchten. Er wurde ausgelacht. Semmelweis war längst tot, überflüssigerweise aber auch Tausende junger Frauen, bis sich die Experten endlich herbeiließen, die Idee von Semmelweis zu prüfen. Ignoranz hat in der Medizin eine besonders ausgeprägte Tradition. Ob es sich heute anders verhält? Insider bezweifeln es.

Ein fataler Irrtum liegt in der Annahme, es bestünde ein Zusammenhang zwischen Schulbildung und Intelligenz. Die Kenntnis unseres alphanumerischen Zeichensystems hat mit Intelligenz nichts zu tun. Schopenhauer (1788–1860) hat gar einen negativen Zusammenhang postuliert, indem er von den Philosophieprofessoren seiner Zeit sagte, sie hätten sich dumm gelesen.

Arthur Jones, der Erfinder der Nautilus-Geräte und heutige Besitzer der *MedX Corporation* in Florida, hat in einer Talk-Show das Verhalten von Experten gegenüber dem Auftauchen neuer Problemlösungen auf ihrem Fachgebiet in einzigartiger Weise standardisiert: Auf eine Idee (sei es nun ein Produkt oder eine Dienstleistung, in der sie in Erscheinung tritt) reagiert der Experte in fünf einander folgenden Stufen.

Stufe 1: Totschweigen

Die neue Lösung wird von den Experten ignoriert in der Hoffnung, daß sie verschwinde. Besonders peinlich ist es verständlicherweise, wenn die Idee nicht aus dem Expertenkreis, sondern von Außenseitern stammt, im schlimmsten Fall von Laien.

Stufe 2: Abwerten

Verschwindet die Idee nicht, wird sie bagatellisiert, lächerlich gemacht oder als unethisch hingestellt: «Denen geht es nur ums Geld», heißt es etwa, oder: «Das ist wieder so eine Mode, das geht vorbei», oder: «Das haben wir schon vor dreißig Jahren probiert, und es funktionierte damals schon nicht.»

Stufe 3: Verleumden

Wenn das Ärgernis auf diesem bisher «friedlichen» Wege wider alle Hoffnung doch nicht verschwunden ist, wird eine härtere Gangart eingeschlagen. Der Urheber oder lokale Exponent wird persönlich desavouiert: seine Vergangenheit, seine Ausbildung, seine Moral, alles Dinge, die kaum etwas mit dem Produkt zu tun haben. Die Idee oder das Produkt direkt anzugreifen, traut sich der Experte nicht, weil er fürchten muß, sich zu blamieren, da die Sache offensichtlich funktioniert. So macht er es denn wie die schlechte Presse und hält sich an Sekundärquellen: an Informanten, aus dem Zusammenhang gerissene Texte und an Aussagen anderer Experten.[1]

Stufe 4: Stehlen

Gute Ideen haben die be(un-)ruhigende Eigenschaft, daß sie sich von selbst, eben durch sogenannte Mundpropaganda, verbreiten. Diese Widerstandskraft gegenüber Anfechtungen

---

[1] Am 22. August 1996 rief mich meine Assistentin an: Vor einer halben Stunde sei die MedX-Therapie (siehe «Die schonungslose Rückentherapie», Seite 68) in der Fernsehsendung «Puls» abwertend und auch sachlich falsch kommentiert worden von Experten, die keine eigene Erfahrung mit MedX hätten. Ich habe mir daraufhin die Aufzeichnung angesehen und unzweifelhaft festgestellt: in Zürich haben wir definitiv Stufe 3 erreicht. Bis zur Drucklegung dieses Buches werden noch einige Monate vergehen. Bis dahin dürfte die Stufe 4 aktuell sein. Man ist gespannt.

zwingt den Experten schließlich zum Äußersten: er muß arbeiten. Wenn er nicht endlich «etwas bringt», verliert er sein Gesicht. Denn er ist ja der Experte. Also kopiert er die Idee kurzerhand.

Stufe 5: Lügen
Nachdem der Experte sein Plagiat unter die Leute gebracht hat, ist er vollauf damit beschäftigt, aller Welt zu verkünden, er selbst sei schon immer ein Förderer der Idee gewesen, ja ihr eigentlicher Urheber.

Wenn Sie, liebe Leserin und lieber Leser, ein kreativer Mensch sind, wird Ihnen früher oder später ähnliches widerfahren. Verzagen Sie nicht, sondern freuen Sie sich. Sie befinden sich auf dem besten Weg und – historisch betrachtet – in bester Gesellschaft. Ach ja: Woran erkennen Sie Plagiatoren? Am sicheren Griff für das Zweitklassige, am Pochen auf Erreichtes und am Behagen an der Durchschnittlichkeit.

Beispiele

Meine Frau eröffnete 1990 die erste Arztpraxis für medizinische Kräftigungstherapie in Europa. Patientenzuweisungen von Kollegen erhielt sie keine. Ihre ersten Patienten mit chronischen Rückenbeschwerden waren allesamt «hoffnungslose Fälle», solche, die eine Odyssee «anerkannter» und erfolgloser Therapien hinter sich hatten. Die meisten waren nach wenigen Behandlungen schmerzfrei. Nach wenigen Monaten Praxistätigkeit hatte sich die Wirksamkeit der neuen Therapie herumgesprochen. Dafür sorgten die ehemaligen Patienten und die Presse. Die Experten schwiegen, obwohl sie informiert waren. Wir führten regelmäßig Fachseminare durch und verschickten Informationsmaterial an alle, die von Berufs wegen mit dem Thema zu tun hatten. Heute ist mir klar: sie schwiegen, *weil* sie informiert waren und als Experten sofort erkannten, was auf dem Spiel stand. «Don't rock the boat!» würden die Amerikaner sagen. Frei übersetzt: «Bloß keine schlafenden Hunde wecken!»

Ein bekannter Sportarzt war der erste «Experte», den ich in die *Lumbar-Extension*-Maschine einspannte und mit dem ich einen Test durchführte. Ich erläuterte ausführlich Vorzüge und Notwendigkeit der Isolation der unteren Rückenmuskulatur durch die Fixation des Beckens. Er hörte zu und schien zu begreifen. Nach dem Test stellte er nicht etwa Fragen – obwohl das Ganze für ihn völlig neu war –, sondern bezweifelte die Meßgenauigkeit der angewandten Technik. Er argumentierte so, daß ich mir bis heute nicht im klaren bin darüber, ob er tatsächlich meinte, was er sagte, oder ob er lediglich seinen rangniedrigeren Begleitern imponieren wollte. Wahrscheinlich beides. Sein Argument entsprach etwa folgender Behauptung: Wenn ich auf einem Stuhl sitze, der auf einer Waage steht, und ich die Sitzfläche am Rand fasse und gegen mein Gesäß ziehe, wird die Waage weniger anzeigen.

Aus der Zeitung erfuhren wir von einem Anästhesisten in Norddeutschland, der mit einer «Trainingstherapie» arbeitete, die einen Umfang von täglich mehreren Stunden erforderte. Aufgrund seiner Argumentation (Belastung statt Schonung!) glaubten wir eine Seelenverwandtschaft zu erkennen. Ihn mußte die Effizienz unserer Therapie doch zumindest neugierig machen. Meine Frau schrieb ihm und informierte ihn über das Verfahren und die Resultate. Schweigen. Ein Jahr später, nach der zweiten Bitte um Antwort, reagierte der Forscher; nicht aus Forscherdrang, sondern um sich von «Apparatemedizin» und «kommerziellen Interessen» zu distanzieren.

Eine renommierte Klinik in Zürich wies während Jahren die Idee zurück, Rückenbeschwerden mit Krafttraining anzugehen. Als schließlich immer mehr Ärzte in der unmittelbaren Umgebung dieser Klinik sich mit der MedX-Technik ausrüsteten, wollte man nun doch noch «auf den Zug aufspringen». Da sich aber im Hause niemand wirklich mit dem Thema auskannte, rüstete man sich eben so aus, wie bei Plagiatoren üblich – zweitklassig, das heißt mit Plagiatsprodukten und überholter Technologie. Die Klinik hat jetzt einen Trainingsraum auf dem Niveau eines Fitneßstudios der siebziger Jahre. Daß offenbar nicht nur dem Know-how, sondern auch der Fantasie Grenzen gesetzt waren, zeigt sich darin, daß dem Namen der Klinik einfach der Zusatz «Training» angehängt wurde (siehe nachfolgend «Ein unternehmerisches Experiment», Seite 21). Die Ironie der Geschichte: Vor mehr als hundert Jahren hatte dieselbe Klinik eine vorbildliche Mechano-Therapie-Abteilung mit Geräten, die denjenigen, die jetzt dort verwendet werden, überlegen waren.

Das scheint alles nicht gerade ermutigend. Aber glücklicherweise erlebt man auch anderes. Ein Professor für Endokrinologie (Lehre von der Funktion der inneren Drüsen), den ich nicht einmal persönlich kannte, sah meinen Werbespruch («Ein starker Rücken kennt keine Schmerzen») in Übereinstimmung mit seinen Ergebnissen bei der Erforschung der Osteoporose (Knochenschwund) und sagte dies öffentlich, vor Pressevertretern. Im Gegensatz zu den vielen, mit denen ich eine Kooperation suchte und die mir bedeuteten, sie hätten eine Reputation zu verlieren (selbst wenn diese noch nicht bis zu mir gedrungen war), hat dieser Mann, wie ich hinterher erfuhr, tatsächlich Reputation, und zwar nicht provinzielle, sondern internationale. Was ich dabei gelernt habe? Daß ein Unterschied besteht zwischen geglaubter und wirklicher Reputation und ein Zusammenhang zwischen wirklicher Reputation und Mut.

Ein unternehmerisches Experiment

Wie kann man eine Idee verbreiten? Es ist ein Irrtum zu glauben, es gäbe viele Möglichkeiten. Es gibt im Grunde genommen nur zwei:

1. Möglichkeit: Man gründet einen Verein, eine Partei, eine Kirche, eine Religion oder eine Sekte – was mehr oder weniger auf dasselbe hinausläuft – und zieht damit Leute an, die sich als Träger einer guten Sache gefallen. Diese Leute werden für Gotteslohn mit der Idee hausieren gehen und sie auf diese Weise verbreiten.

2. Möglichkeit: Man bietet mit der Idee einen quantifizierbaren Nutzen und nimmt dafür Geld; man macht ein Geschäft.

Welchen Weg man schließlich wählt, ist Geschmacksache. Ich wählte den zweiten, unter anderem deshalb, weil das Geld, das einem für eine Leistung bezahlt wird, einen ziemlich präzisen Parameter für den gebotenen Nutzen darstellt. Langfristig unrentable Projekte waren mir schon immer irgendwie suspekt.

Man wird vielleicht einwenden, es gebe doch Ämter, Förderungsvereine und andere staatliche und halbstaatliche Institutionen, die zur Unterstützung guter Ideen da sind. Es gibt sie, gewiß. Doch verhält es sich mit den Ideen ähnlich wie mit den eigenen Kindern: Man gibt sie nicht gern in fremde Hände. So förderlich sich die Satzungen solcher Institutionen auf dem Papier ausnehmen – es reicht nicht, etwas zu wollen, man muß es auch können. Die personelle Zusammensetzung entscheidungsberechtigter Gremien ist meist das Resultat einer negativen Auslese. Charaktereigenschaften und Neigungen, die dieses Umfeld kultiviert, nämlich Unterordnungsbereitschaft und Linientreue, ersticken unternehmerisches Denken. Dies trifft besonders auf die Behörden zu. Wer von Steuergeldern lebt, steht – bewußt oder unbewußt – unter permanentem Rechtfertigungszwang. Eine solche seelische Energieverschwendung läßt wenig übrig an Mut und Kreativität.[2]

Das Unternehmenskonzept von Kieser Training wird selbst von seinen Kritikern mit positiv besetzten Attributen wie «Klarheit», «Transparenz», «Effizienz» versehen. Dies könnte den Eindruck erwecken, es handle sich hier um ein prospektives und ausgefeiltes Marketingkonzept, aufgebaut auf Standort-, Zielgruppen-, Markt- und weiß der Himmel was für Analysen. Dem ist nicht so. Natürlich fiel es mir noch nie ein, einen Betrieb in die Wüste zu stellen. Wir eröffnen die Betriebe dort, wo Menschen sind. Mittels Interviews herauszufinden, was denn gefragt sei und wie man es gern hätte, halte ich – zumindest auf diesem Gebiet – für verantwortungslos und servil. Es gibt nur wenige Menschen, die wissen, was sie wollen, und noch viel weniger, die wissen, was sie brauchen. Läge es nicht in der Verantwortung

---

[2] Nachgerade komisch wirkt es, wenn zum Beispiel Arbeitsämter Kurse veranstalten zum Thema «Wie mache ich mich selbständig?» und als Referenten Beamte beauftragen. Was dabei herauskommt? Wohl etwas Ähnliches, wie wenn man versuchen würde, Bergführer in Holland auszubilden.

des Produzenten, als Fachmann zu erkennen, *wer was benötigt?*

Auf jedem Gebiet, mit dem wir uns nicht ausgiebig befaßt haben, sind wir Laien – und damit anfällig für Fehlinformation. Haben Sie nicht auch schon verständnislos den Kopf geschüttelt, nachdem Sie in Ihrer Zeitung zufällig einen Bericht über Ihr Fachgebiet gelesen haben?

Die Kieser-Betriebe entsprechen einfach meiner Vorstellung einer Trainingsanlage, die ihren Zweck in vollkommener Weise erfüllt und die mir auch gefällt. (Mein Glück, daß noch einige meinen Geschmack teilen.) Um einen typischen Repräsentanten der «Kieser-Zielgruppe» zu sehen, müßte ich nicht allzuweit gehen: bis zum nächsten Spiegel. Da mir die Sache nicht nur Beruf, sondern auch Liebhaberei war und ist, habe ich mich mit ihr permanent auseinandergesetzt und neue Einsichten umgesetzt, ohne Rücksicht auf Verluste.[3] Als ich gewahr wurde, daß «Kommunikationsbereiche» – Kaffee-Ecke, Saftbar, Sauna, Ruheraum und dergleichen – dazu verführen, dem Training auszuweichen, habe ich diese Anlagen entfernt und die freigewordenen Flächen für das Training umgerüstet. Ich förderte, was dem Trainingsfortschritt diente, eliminierte, was ihn behinderte.

Ein Kunde – von Beruf Unternehmensberater – stellte mich zur Rede. Er beobachte aufmerksam und seit langem

---

[3] Das ist wörtlich gemeint. Bis 1980 verkaufte ich den Kunden Nahrungszusätze in Form von Proteinpulver, Vitamintabletten und tonisierenden Getränken, weil ich dies alles für sinnvoll hielt. Nachdem ich, aufgrund von Forschungsarbeiten unabhängiger Ernährungsphysiologen, zur Einsicht gelangt war, daß diese Dinge eigentlich niemand wirklich benötigt, höchstens unter ausgefallenen Umständen, zum Beispiel bei Expeditionen, entfernte ich sie aus meinem Angebot und reduzierte damit mein Einkommen um achtzehn Prozent.

meine Unternehmenspolitik. Er sei zum Schluß gekommen,
daß ich es offensichtlich darauf angelegt habe, herauszufinden, wie lange es dauert, bis ich alle Kunden vergrault hätte.
Ob er da richtig liege, fragte er abschließend. Er lag falsch.
Zwar hat diese Politik den Kundenstamm tatsächlich «berei-
nigt», indem eben nur jene blieben, die «dafür» waren. Doch
hat sich allmählich das Profil der «Kieser-Kunden» heraus-
kristallisiert. Es sind Menschen mit kritischem Blick und wa-
chem Verstand. (Das ist keine Hommage an die Kunden, sondern eine leicht überprüfbare Tatsache.)

Die Kieser-Betriebe sind weder Orte der Begegnung
noch solche der Selbstfindung. Es sind Produktionsstätten
für Magermasse (Muskeln und Knochen), das einzige materielle Substrat, das Training hervorbringt. Da am Kieser-
Konzept offensichtlich etwas dran ist, wird immer wieder
versucht, es zu kopieren. Praktisch alle Sportstudios in
Deutschland und in der Schweiz mit Training in ihrem Fir-
men- oder Markennamen sind mehr oder weniger glückliche
Nachahmungen des alten Kieser-Konzepts der achtziger Jahre, genauer: seiner «Oberfläche».[4] Der oben zitierte Marke-
tingberater hatte insofern richtig beobachtet, als ich tatsächlich bei meiner Unternehmertätigkeit einen Hintergedanken
verfolge: Ich möchte herausfinden, ob in diesem Wirtschafts-
system ein sinnvolles Produkt ohne die üblichen Werbelügen
und Heile-Welt-Szenarien sein Publikum findet. Die bisheri-

---

[4] Viele Nachahmer sind denn auch bald wieder zur üblichen Sortiments-
politik zurückgekehrt, die weniger auf Einsicht denn auf Absicht gründet.
Ein solcher Anbieter hat sich einmal bei mir bitter beklagt, das Kieser-Kon-
zept funktioniere bei ihm nicht. Wie sollte es, wenn man nicht weiß, was
man verkauft. Es ist ratsam, die Kunden für mindestens so klug zu halten,
wie man selber ist. Wer schon bei der ersten Frage des Kunden von Sprach-
losigkeit befallen wird, muß etwas Wesentliches übersehen haben.

gen Resultate stimmen mich dezent optimistisch. Daß eine eigenständige Produktentwicklung auf dem Boden von Mängeln und Widrigkeiten entsteht und nicht das Resultat abgehobener Kreativitätsschübe ist, soll die folgende Geschichte zeigen.

Die Geburt einer Duschanlage

Es war im Jahre 1974. Für mein kleines Trainingsstudio hatte ich Räume gemietet und in eigener Regie eine Duschanlage eingebaut. Im Hause waren noch andere Mieter. Ein argwöhnischer Hauswart sorgte für Ruhe und Ordnung. Eines Tages hinkte er. Der Grund hierfür läge in «dieser Sauerei da unten». Und überhaupt «langt's», er würde mir nächstens das Wasser abdrehen.

Die Sauerei bestand aus seifenhaltigem Wasser. Es fand seinen Weg aus der Duschanlage meines Trainingsstudios durch die Haarrisse in den Fugen zwischen den Fliesen hindurch in die Bausubstanz und abwärts in das darunterliegende Treppenhaus. Tropfen für Tropfen. Zwar hatte der Hauswart einen ausgesprochen energischen Gang mit überdurchschnittlicher Anfangsbeschleunigung – trotzdem, die Schuld lag eindeutig auf meiner Seite.

Die Duschanlage war kaum fünf Monate alt. Ich bestellte die beiden verantwortlichen Handwerker. Der Klempner, ein Riese von Gestalt, empfand die «Tröpfelei» offensichtlich unter seiner Berufswürde. Das würde dann ganz anders sprudeln, wenn seine Arbeit nicht dicht wäre. Nein, das müsse woanders liegen. Das Woanders war wohl das Stichwort für den Fliesenleger, zu einem vergleichbaren Plädoyer anzusetzen. «Seine» Fugen an den Fliesen hielten absolut dicht.

Noch nie – in den zwanzig Jahren seiner Zeit als freischaffender Fliesenleger – sei es vorgekommen, daß seine Fugen undicht gewesen wären. Dann begann der Plattenleger mit dem Klempner über eine Baustelle zu plaudern, wo sie gegenwärtig offenbar beide zu tun hatten. Ich nahm erneut Anlauf: «Meine Herren, einer von Ihnen muß hier die Verantwortung übernehmen!»

Zuerst dämmerte es wohl dem Klempner: die Garantiezeit war noch nicht abgelaufen. Er bekam einen traurigen Blick und faltete die Hände. Auch der Fliesenleger verformte kummervoll sein Gesicht. Ihm schwante: das Wort «Verantwortung» hat mit Geld zu tun, aber auf die unangenehme Weise.

Da kam dem Klempner die Erleuchtung: Kondenswasser! Aber ja! Schließlich sei es im Duschraum warm (wofür er ja nichts könne) und das Wasser in den Zuleitungen kalt (wofür er wieder nichts könne), und so bilde sich Kondenswasser, sozusagen ein Naturgesetz (wofür wir nun alle nichts können). Dieses Kondenswasser schleiche dann die Röhren entlang nach unten. Da hätte man halt alle Röhren isolieren müssen, doch das wäre nicht sein Auftrag gewesen, und überhaupt wäre das sehr teuer und das Ganze hätte ja eh nichts kosten dürfen. (Er hat mir meine Preisdrückerei nicht verziehen.) Die Ausführungen gaben dem Fliesenleger hinreichend Zeit, *seine* Hypothese zu entwickeln. Es könne in einem Stockwerk über uns etwas undicht sein, bei einem anderen Mieter; ja sogar in dem Stockwerk über dem Stockwerk über uns oder noch weiter oben. «Da ist das Dach», wandte ich ein. Er warf mir einen Blick zu, als hätte ich eben einen unpassenden Witz erzählt, dann fuhr er fort, das Wasser würde die Leitungen entlang heruntersickern bis in den Flur. Irgendein Mieter über uns könnte der Grund sein. Fast feierlich fügte er an: «Eine Kette ist so stark wie ihr schwächstes Glied.»

Der hinkende Vergleich erinnerte mich wieder an unseren Hauswart. Mit – wie ich rückschauend vermute – maliziösem Lächeln beschied ich den beiden: «Ich werde in Zukunft Duschen bauen, bei denen ich weder Fliesenleger noch Klempner benötige, nie mehr!» Ich hatte zwar keine Idee, wie dies zu bewerkstelligen wäre; es war einfach ein Wunsch, geboren aus der Not, aufgemacht als Prophezeiung. Beide starrten mich einen Moment lang verständnislos an. «Wie meinen Sie das?» fragte der Fliesenleger freundlich, da er meine Aussage offensichtlich nicht im Zusammenhang mit der Situation sah. Ich ließ eine Tirade los gegen die Rückständigkeit des Handwerks im allgemeinen und gegen jene der Fliesenleger und Klempner im besonderen. Die Atombombe hätte man erfunden, und vor sechs Jahren seien die ersten Menschen auf dem Mond gelandet, aber beim Bau von hygienischen Anlagen wären wir noch in der Steinzeit. «Schauen Sie sich diese Kloschüssel an: die Keramikoberfläche bekommt unvermeidlich winzige Risse, weil sie sich nicht den steten Bewegungen des darunterliegenden, weicheren Materials anpassen kann. In die Risse dringen Keime ein. Wenn nun jemand sich auf diese ohnehin unhygienische Klobrille setzt...» Es wurde den beiden zuviel. Sie verabschiedeten sich mit dem Versprechen, je einen Mitarbeiter vorbeizuschicken, der die Sache weiter untersuchen und in Ordnung bringen sollte.

Erst *nach* diesem Vorfall wurde mir bewußt, daß das Duschproblem tatsächlich nirgendwo befriedigend gelöst ist. Bei der üblichen Duschenkonstruktion befindet sich alles «unter Putz». Es muß etwas mit Prüderie zu tun haben. Mit beträchtlichem Aufwand wird die Wand aufgemeißelt. Dann werden die Leitungen hineinversenkt und eingemauert. Danach klebt man Keramikplatten auf den Putz und drückt Kitt in die Fugen. Früher oder später werden die Fugen undicht. Das Wasser findet seinen Weg. Hinter den Fliesen breitet es sich aus und weicht Putz und Klebmasse auf. Das Ganze fault und stinkt so über Jahre vor sich hin. Daher der typische Modergeruch, der allen Duschanlagen eignet – ob im Volksbad oder im Luxushotel.

Fünf Jahre danach: Der Hauswart war eines natürlichen Todes gestorben. Die Flickerei an den Duschen war zu einer Geschichte ohne Ende geraten. Ich befand mich im Urlaub, auf der Überfahrt mit der Fähre von Sardinien zum italienischen Festland. Die Fähre war aus Stahl. Und sie war dicht. So dicht sollten Duschwände sein. Ich werde Duschen aus Stahl bauen, sagte ich mir. Ich zeigte meinem Architekten die Skizzen zu meiner Idee. Ich hatte die Wunschvorstellung einer Dusche, die nur vorfabriziert geliefert würde, so daß sie nur noch an die Zuleitung beziehungsweise den Abfluß angeschlossen werden müßte. Er ging daran, für meinen geplanten zweiten Betrieb eine Dusche aus verzinktem Stahlblech zu konstruieren.

Drei Monate später stand sie im neu eröffneten Betrieb. Sie sah interessant aus, erinnerte aber eher an eine industrielle Farbspritzanlage als an eine Duschgelegenheit. Wir warteten leicht gespannt auf den Beamten der Baubehörde, der die ganze Anlage genehmigen sollte. Er kam und sah sich alles an. Mehrere Minuten stand er vor unserer Dusche, blätterte in einem Handbuch mit Vorschriften, um herauszufinden, gegen welche hier wohl verstoßen würde. Nach längerem Blättern klappte er sein Buch zu, steckte es in die Aktenmappe und wandte sich an mich: «Mal ganz ehrlich: finden Sie das schön?» fragte er. Dabei wies er mit dem Kopf in geringschätziger Weise auf die Dusche, ohne den strengen Blick von mir abzuwenden. Ich antwortete ausweichend, mauschelte wohl etwas von Geschmacksache und Hygiene und wartete auf seine konkreten Einwände. Es machte den Anschein, als fiele ihm nichts ein. Doch dann ging er dicht an die Stahlwand der Anlage heran, trat einen Schritt zurück und warf sich Schulter voran gegen die Wand, gerade so, wie die Kriminalbeamten in Fernsehkrimis verschlossene Türen einzurammen pflegen. Die Wand rührte sich nicht. Er rieb sich etwas die Schulter, schaute noch einmal kurz ins Innere des Duschraumes, sagte leise, halb zu sich selbst: «...wird ja immer schöner... großer Geschirrspüler...» und ging.

Nach einjährigem Gebrauch zeigte die Anlage die ersten Rostspuren. Verzinktes Stahlblech war wohl nicht die letzte Antwort. Die nächsten Duschen ließen wir bei einem Spezialisten für Edelstahlverarbeitung anfertigen. Statt Wellblech verwendeten wir jetzt rostfreien Edelstahl. Der kostete zwar zehnmal soviel, aber die Sache mußte einfach durchgestanden werden.

Gleichzeitig konnte damit ein weiteres Problem gelöst werden, mit dem sich meines Wissens ebenfalls noch niemand befaßt hatte. Wenn Menschen duschen, sammeln sich Haare, Seife und anderes am Boden. Mehr Menschen, mehr Schmutz. Wohl ging regelmäßig ein Trainer in den Duschraum, um die Rückstände mit dem Schlauch wegzuspülen. Doch gerade dann, wenn am meisten Betrieb war, hatte man alle Hände voll zu tun, und die Kontrolle wurde leicht vergessen. Der Zweitversion wurde deshalb eine Selbstreinigungsanlage eingebaut. Sie funktioniert wie das Spülbecken beim Zahnarzt. In regelmäßigen Abständen strömt Wasser über den Boden und spült die Rückstände weg. Mit jedem neuen Kieser-Betrieb wurde die Dusche weiter vervollkommnet. Das Resultat: eine Dusche ohne Mief, dicht, pflegeleicht, selbstreinigend. Zugegeben: das ist alles nicht weltbewegend, aber immerhin die Lösung eines lästigen Problems.

Die Fitneßszene – ein hoffnungsloser Fall

Man ermahnt mich manchmal, ich solle das Nest nicht beschmutzen und nicht mit Steinen werfen, wo ich doch selbst im Glashaus säße. Doch, eben gerade. Nur wer mit Steinen wirft, entkommt dem Glashaus. Und – wenn man ein Nest (Marktsegment) hat, sollte man es ohnehin nicht mit jedem teilen.

Wenn in der heutigen Zeit ein von der Fitneßmode unberührter, vernunftbegabter Mensch ein Fitneßstudio betritt, gerät er unweigerlich in Verständnisschwierigkeiten. Will er den Prospekten glauben, handelt es sich hier um eine Art Gesundheitstempel: ein Mekka für Wohlergehen, Schönheit, Natürlichkeit, gesunde Lebensweise und dergleichen Gutes und Schönes mehr. Der Clubmanager wird dem Interessenten eröffnen, was darunter zu verstehen ist. Es gibt spezielle Trainingsprogramme für Damen, Herren, Alte, Junge, Dicke und Dünne und Normale, Nahrungszusätze zum Abnehmen, Zunehmen und zum Gleichbleiben. Der Mensch ist eine formbare Masse. Die Trainingsziele sind: Bodyshaping, um Gewebe zu «straffen» (aber keine Muskeln bitte); Stretching, um Muskeln «länger» zu machen, weil sie angeblich «verkürzt» sind; Hanteltraining für «seriöses» Bodybuilding (das unseriöse bietet die Konkurrenz); Diätberatung, natürlich «individuelle», als gehörten wir unterschiedlichen Gattungen an; Behandlung von «Zellulitis» (pathologisierende Bezeichnung für eine spezifisch weibliche Form der Fettspeicherung); Bodyforming (zum Beispiel Zunehmen an der Brust, Abnehmen am Gesäß, nach dem Motto: jeder sein eigener Bildhauer).

Man findet Abteilungen – *sorry* – *Departments* für: Warm-up, Aerobic, Funk, Cardio, Stretching, Free-weights, Relax, Shower und so weiter. Zuerst soll man sich aufwärmen und schwitzen. Das sei gesund. Dadurch verliere man leider Wasser, Salz und Elektrolyte. Das sei nicht gesund. Doch gebe es Getränke zu kaufen, die in ihrer Zusammensetzung dem Schweiß entsprechen, den wir eben loswurden. War die Sache bis hierher lediglich unlogisch, wird sie zusehends unappetitlicher.

Whirlpools laden ein zur Entspannung. Deren Temperatur entspricht dem idealen Biotop für Krankheitskeime. Beliebt sind auch die Kaltwasserbecken zum Abschrecken nach der Sauna. Für Blasenschwache sind sie nicht zu empfehlen. Für Nachschub ist gesorgt: mit Flüssigkeiten aus Aludosen, deren Herstellung mehr Energie kostet, als ihr Inhalt liefert. Sodann gibt es Solarien (Verbrauch zehn Kilowatt pro Stunde), besonders beliebt bei jenen, denen davon abzuraten ist: blonden, hellhäutigen Menschen. Und schließlich gibt es «Entwicklungen» auf dem Gerätemarkt: ein Step-Board beispielsweise, also ein Brett auf zwei Blöcken, vergleichbar der Stufe einer Treppe. Um auf diesem Brett rauf und runter zu hüpfen, bedarf es spezieller Trainingsprogramme, besonderer Musik, spezieller Kurse mit Diplom.

Hier bewegt sich alles. Nur der Verstand steht still.

Eines Tages rief mich ein bekannter Krafttrainer aus der Schweizerischen Sporthochschule in Magglingen an. Er sei etwas irritiert. Eine Fitneßgerätefirma wünsche seine Stellungnahme zu einer neuen Geräte-«Generation». Der Zweck der Geräte sei ihm jedoch nicht einsichtig. Laut Prospekt handle es sich um Geräte, die «selbst» trainieren: nicht der Mensch bewege das Gerät, sondern das Gerät den Menschen – mit elektrischer Energie natürlich. Der bequeme Weg, fit zu werden, ohne lästige Anstrengung. Was das sei, fragte er mich, und was ich davon hielte. Ich hielt nichts davon und gab dem aus meiner Sicht absurden Konzept auch keine Marktchance. Ich irrte. Wenige Monate später eröffneten die ersten Studios mit den «Maschinen, die für einen trainieren». Zufällig begegnete ich einem Initianten dieser Studios und sprach ihn auf den physiologischen Nutzen seiner Einrichtung an. Er belehrte mich, es gehe hier um mehr als nur um einen quantifizierbaren Trainingseffekt, nämlich um nichts weniger als den ganzen Menschen. Mein Wissenschaftlichkeitsanspruch sei ja gut und recht, aber heute denke man weiter (!), eben ganzheitlich.

Es geht offenbar längst nicht (mehr) um Muskeln und Knochen. Deshalb braucht man darüber auch nichts mehr zu lernen. Fürwahr – viel Mühe spart sich, wer den richtigen Glauben hat. So haben denn auch einige Anbieter den Schritt zur Esoterik schon vollzogen. Das Schlüsselwort «Ganzheitlichkeit» eröffnet einen gespenstischen Markt. Hier kommt durch die Hintertüre all das wieder herein, wovon wir glaubten durch den Rationalismus losgekommen zu sein; von der Astrologie bis zu Heilversuchen mit Edelsteinen. Die Schleusen sind geöffnet, die Lava des Okkulten wälzt sich ins Ende des Jahrhunderts, die Vernunft verdampft. Das Zeitalter des New-Age verändert auch unsere Umgangssprache. Früher redeten die Leute, heute «kommunizieren» sie. War man früher umsichtig, denkt man heute «vernetzt». Man ist nicht mehr neugierig, man «signalisiert» Interesse. Man ärgert sich nicht mehr, man ist «betroffen», man hat nicht Angst, man ist «im Streß». Die Unwahrhaftigkeit der Absicht manifestiert sich in der Umpolung der Sprache. Sie klärt nicht mehr Sachverhalte, sondern vernebelt sie.

Es gibt Fitneßstudios, die stolz sind auf ihre «Kommunikations-Bereiche». Wozu geht man ins Training? Zum Reden? Dazu braucht es kein Studio, nicht mal Turnschuhe. Stellen Sie sich einen Arzt vor, der damit angibt, daß er das schönste Wartezimmer habe. Wäre es nicht besser, er würde seine Patiententermine so organisieren, daß er gar kein Wartezimmer bräuchte? Es soll zwar Patienten geben, die im vollen Wartezimmer *das* Indiz des erfolgreichen Arztes sehen. In Wirklichkeit ist es ein Merkmal organisatorischer Inkompetenz.

Vor Jahren trainierte Bianca Jagger, eine international bekannte Frau aus der Popmusik-Szene, bei mir. Nach dem dritten Besuch äußerte sie sich mir gegenüber anerkennend, daß sie mit freundlichem Kopfnicken gegrüßt, aber niemals angesprochen worden sei. Das sei ihr noch nirgends passiert. Frauen, die früher in einem Fitneßstudio trainierten und zum erstenmal bei Kieser auftauchen, sind leicht erkennbar. Sie sind frisch geschminkt, bunt und unzweckmäßig gekleidet und achten darauf, im richtigen Licht zu erscheinen. Nur das erste Mal. Die erleichternde Erkenntnis stellt sich alsbald ein und beendet den Krampf. Sie müssen sich hier nicht profilieren. Sie können sich auf sich selbst konzentrieren. Eine Atmosphäre, die zur Selbstdarstellung herausfordert, behindert die Konzentration. Um zu sehen und gesehen zu werden, gibt es seit eh und je geeignetere Orte. Kneipen, Kirchen, Tanzlokale.

Viele Fitneßanbieter glauben allen Ernstes, ihre Sparte befände sich in einem Zustand permanenter Entwicklung. Tatsächlich bewegt sich die Szene – jedoch rückwärts. Hier verwechselt man Mode mit Fortschritt, Hektik mit Dynamik. Die Trainingsqualität in den Ursprungsstätten der Fitneßbewegung – den eigentlichen Kraftstudios in den fünfziger und sechziger Jahren – war ungleich besser, denn wer dort war, trainierte. Es gab keinen anderen Grund, da zu sein.

Sind denn die derzeit von den Studios propagierten Eintrittstests kein Fortschritt? Da hantieren Trainer mit Blutdruckmeßgeräten, Spyrometern, Stethoskopen und anderen Utensilien. Wozu eigentlich? Diagnosen können und dürfen sie nicht stellen; weder die Sportlehrer noch die Krankengymnasten. Eine medizinische Untersuchung hat nur Sinn, wenn ein Arzt sie durchführt.

Branchenverbände bieten zwar Weiterbildungskurse an. Da ist von Trainingsphysiologie, Biomechanik, Psychologie, Ernährungsphysiologie und allen möglichen, hochwissenschaftlichen Dingen die Rede. Wirklich praxisbezogene Themen (zum Beispiel ein Nothelferkurs) werden aber kaum geboten.

Einige Fitneßstudio-Besitzer erinnern in fataler Weise an die Bader des Mittelalters. Auch jene fühlten sich zu allem berufen, was mit dem menschlichen Körper zu tun hatte. Sie boten Badegelegenheiten, betrieben Kuppelei, schnitten Haare und Nägel, zogen Zähne, amputierten Glieder und so weiter. Auf diesem Feld tummelten sich die unterschiedlichsten Figuren, wobei gleichzeitig erwähnt und betont werden muß, daß es auch Bader gab, die, gemessen am damaligen Wissensstand, fortschrittlich, der Zeit voraus und in ihren Absichten integer waren.

Die Fitneßbranche hat ihren ursprünglichen Zweck – die Kräftigung des Menschen – aus den Augen verloren. Sie befindet sich in jenem Stadium, wo man über immer mehr redet und von immer weniger etwas versteht. Die deutsche Wochenzeitung «Welt am Sonntag» (17. 9. 1995, S. 110) fragte den Vorsitzenden des Deutschen Sportstudio-Verbandes, welcher Fitneßsportart die Zukunft gehöre. Er meinte: «Die Antwort ist etwas, das wir ‹mentale Fitneß› nennen – eine Mischung aus Bewegung und Entspannung.» Vielfalt der Möglichkeiten? So sagen die einen. Unsinn, meinen die anderen: gesundheitlich problematisch, hygienisch katastrophal und ökologisch verantwortungslos. Komik ist die heitere Seite der Wirrnis. Ein Sportlehrer empfiehlt den Lesern der Fitneßseite des gleichen Blattes (25. 2. 1996, S. 63) allen Ernstes, sich nach dem Training zum «Cool-Down», also zum Abkühlen, in die Sauna zu begeben. Auf den Punkt brachte es schließlich das «Hamburger Abendblatt» (16. 9. 1995) mit der Artikelüberschrift «Fitneßstudios, die Kneipen der 90er Jahre». Na dann, prost. (Aber eine richtige Kneipe wäre mir lieber.)

Standes- und Gesundheitspolitik

Im verbalen Gerangel um die Macht versprechen Politiker gerne die Förderung von Sport als volksgesundheitliche Maßnahme. Da es nun gerade der Sport ist, der zur Unfallursache Nummer eins avanciert ist, wäre es sinnvoll, zwischen Prävention und Sport zu unterscheiden. Prävention ist Aufbau, Sport jedoch Gebrauch und Verbrauch der Kräfte.

Als junger Boxer zog ich mir eine schmerzhafte Quetschung des Rippenfells zu. Ich war damit für Monate vom Boxtraining dispensiert. Ein spanischer Profiboxer brachte mir das Training mit Hanteln bei, in der Absicht, meine Rehabilitationszeit zu verkürzen. Ein Effekt, der sich in der Tat einstellte, zur Verwunderung von Arzt und Trainer. Später, in den vielen Jahren als Krafttrainer, gehörten Krankenge-

schichten und Berichte wundersamer Heilungen von Kunden
zu meinem Alltag. Das Spektrum der durch das Training ver-
triebenen Übel reichte von chronischen Rückenschmerzen,
Bluthochdruck, Weichteilrheumatismus bis zu Asthma und
den sogenannten psychosomatischen Erkrankungen. Trotz –
oder vielleicht auch wegen – meiner positiven Erfahrungen
am eigenen Leib begegnete ich solchen Bekenntnissen stets
mit größter Skepsis. Doch fiel mir allmählich auf, daß es sich
dabei stets um die mehr oder weniger gleichen Leiden handelte. Einbildung allein konnte es somit nicht sein. Das Krafttraining zeitigt zweifellos einen therapeutischen Nebeneffekt. Damals dachte ich, das müßte doch mal ein Arzt
aufgreifen und seinen Patienten zugute kommen lassen. Ich
ahnte nicht, wie lange so etwas braucht, aber auch nicht, wie
man es anstellt, Medizinern und Physiotherapeuten eine Idee
zu vermitteln, die für sie wichtig wäre. Ich lud sie einfach ein
und zeigte ihnen, was ich meinte. Doch fanden sich offenbar
wenige, deren wissenschaftliche Neugierde ihren Studien-
abschluß überdauert hatte.

In der Zwischenzeit habe ich dazugelernt. Ich lade nicht
mehr Ärzte ein, sondern Patienten. Damit sind automatisch
auch die Ärzte da. Die Indianer ziehen eben mit den Büffeln.
So wurden denn früher durch ganz gewöhnliches Krafttraining unzählige Menschen schmerzfrei, ohne Arzt, Pillen und
Spritzen und auch ohne «Bezuschussung» von Krankenkassen. Die wenigen Kraftstudios der fünfziger und sechziger
Jahre haben der Volksgesundheit mit Sicherheit mehr gedient
als ganze Kur- und Bäderwesen zusammen. Und dies so ne-
benbei, ambulant und praktisch kostenlos. Aber das durfte
ja so nicht weitergehen. Als die Patientenabwanderung in die
Sportstudios allmählich spürbar wurde, lud 1992 die Lan-
desärztekammer Baden-Württemberg zu einer Podiumsdis-

kussion ein mit der polemischen Frage: «Schaden Fitneßge-
räte der Gesundheit?» Die Teilnehmer kamen zum Schluß,
daß vor Aufnahme eines Krafttrainings unbedingt der Arzt
konsultiert werden müsse. Warum diese Forderung nicht
auch für die gefährlichsten Sportarten, beispielsweise Fußball, erhoben wird, liegt auf der Hand: Fußball vergrößert
den Patientenzulauf, Krafttraining verkleinert ihn.

Das Kraftproblem war denn auch über lange Zeit kein
Thema der Rehabilitation. Es betraf ausschließlich die Leistungssteigerung im Sport. Mehr schien es nicht herzugeben.
Er ist zwar eine altbekannte Tatsache, daß bei Weichteilver-
letzungen die Gelenke nicht lange stillgelegt werden dürfen,
weil ihre Bewegungsreichweite rasch abnimmt und schließlich das Gelenk versteift.[5] Ein Zusammenhang mit dem
Kraftverlust wurde jedoch lange nicht wahrgenommen.
Schließlich begannen Therapeuten damit, Widerstands-
gymnastik zur Rehabilitation verletzter Sportler einzusetzen,
insbesondere nach Knieoperationen. Warum diese aktive
Therapie nur bei Sportlern Anwendung fand, bei Normalver-
brauchern jedoch nach wie vor die unproduktiven passiven
Maßnahmen appliziert wurden, weiß niemand. Doch auch
dort, wo Krafttraining therapeutisch eingesetzt wird, hat es
immer nur ergänzenden, kaum je zentralen Charakter.

Zwei voneinander unabhängige Fachgebiete waren es,
die das Kraftproblem in den therapeutischen Diskurs ein-
brachten, die Raumfahrt und die Geriatrie:

---

[5] Eine verletzte Schulter, die nicht stillgelegt wird, erholt sich innert achtzehn Tagen; wird sie für sieben Tage stillgelegt, erholt sie sich in 52 Tagen.
Wenn sie vierzehn Tage stillgelegt wird, dauert die Erholung 121 Tage, und
bei einer Stillegung von einundzwanzig Tagen erholt sie sich erst innert
dreihundert Tagen («Journal of Bone and Joint Surgery», 35B:521–539,
1953).

- Das Ausbleiben der Schwerkraft führt bei Astronauten zu einer unerwartet raschen Rückbildung des Bewegungsapparates. Nicht nur die Muskeln, auch die Knochen schwinden. Unser Bewegungsapparat (und auch die andern Systeme unseres Körpers) braucht die tägliche Überwindung der Schwerkraft als Reiz für die Aufbauvorgänge, die Zellerneuerung.

- Eine spektakuläre Studie mit einer Gruppe 86- bis 96jährigen (!) erreichte uns 1990 aus Boston. Eine Ärztin verordnete den alten Menschen ein Krafttrainingsprogramm ausschließlich für die Oberschenkelmuskulatur (Quadrizeps) dreimal pro Woche. Nach acht Wochen hatten die Altersheiminsassen einen durchschnittlichen Kraftgewinn von über 175 Prozent erzielt, ihre Gehgeschwindigkeit (ohne Geh- oder Koordinationsübungen irgendwelcher Art) wurde um 49 Prozent erhöht, und die Muskelmasse am Oberschenkel hatte im Durchschnitt um 9 Prozent zugenommen.

Nun ist das Ausmaß des Trainingsgewinnes ein Hinweis auf den Trainingszustand bei der Ausgangssituation. Je untrainierter, desto trainierbarer. Unter diesem Aspekt provoziert der bei dieser Studie erzielte Trainingserfolg die ketzerische Frage: Was hat man denn vorher gemacht mit diesen alten Menschen? Wir lassen sie doch so umsichtig betreuen in den Institutionen, die wir dafür geschaffen haben. Richtig. Wir schonen sie zu Tode.

Was ist mit der «Sporttherapie»? Hier weckt zumindest die Wortkombination den Verdacht, daß man den Bock zum Gärtner macht. Bestimmte (wenige) Sportarten haben zweifellos gesundheitsfördernde Nebeneffekte. Das gilt auch für körperliche Arbeit. Aber zu welchem Preis? Im Endeffekt und langfristig gesehen sind nahezu alle Sportarten dem Bewegungsapparat abträglich, denn sie führen zu einseitiger Abnutzung und zu einem Ungleichgewicht der Muskelkräfte (Dysbalancen). Gesundheitsförderung als Endzweck des Sports zu deklamieren ist ebenso töricht wie die Behauptung, die Raumfahrt diene der Kochkunst, weil sie uns (angeblich) die Teflonpfanne beschert habe. Es gibt lediglich einen Faktor, der durch Training verändert werden kann: die Kraft der Muskeln (und in der Folge auch die Festigkeit der Sehnen und Knochen). Das sogenannte Kreislauftraining ist letztlich ein Krafttraining für den Herzmuskel. Die erhöhte Beweglichkeit in den Gelenken ist ein Nebeneffekt korrekten Krafttrainings. Die Verbesserung des Könnens, die Koordination, ist aufgabenspezifisch, das heißt an die jeweilige Tätigkeit gebunden. Koordinative Fähigkeiten lassen sich nicht übertragen. Um besser Fußball zu spielen, muß man Fußball spielen. Zum Ausgleich radfahren oder Handball spielen trägt nichts bei zu den fußballerischen Fähigkeiten. Einzig der Kräftigungseffekt ist das Gesunde am Sport. Ich klammere hier erzieherische Effekte und Erlebnisqualitäten bewußt aus, da sie nicht quantifizierbar sind.

Dem positiven Effekt stehen leider eine Reihe von negativen Effekten gegenüber, die der Gesundheit und der Unversehrtheit schaden. Laufen sei gesund, heißt es; Reiten und Schwimmen seien gut für den Rücken, Gymnastik gut für die Figur. Wirklich? Was daran soll gut sein?

In der Tat hat Reiten in vielen Fällen eine positive Wirkung bei chronischen Rückenbeschwerden. Aber wieso und wodurch? Wovon gehen die segensreichen Wirkungen aus? Vom Herunterfallen wohl kaum. Von den Schlägen auf das Steißbein beim Traben (Aussitzen) bestimmt auch nicht. Also wovon? Sie wissen es nicht? Seien Sie unbesorgt: jene, die

Reiten verordnen (Hippotherapie), wissen es auch nicht. Beim Reiten lernt man, die sogenannten Lumbalextensoren unabhängig vom Gesäßmuskel zu belasten, wodurch auch die tiefliegende (autochthone) Rückenmuskulatur gekräftigt wird. Da nun die meisten Kreuzbeschwerden von der Schwäche eben dieser Muskeln herrühren, ist die Wahrscheinlichkeit groß, daß die Rückenbeschwerden so zumindest gemildert werden. Es braucht somit keine Beziehung zum Pferd, ja es braucht überhaupt kein Pferd, um den Rücken zu therapieren. Es braucht eine gezielte Kräftigung dieser Muskeln. Das ist hier die Wirkungssubstanz. Ähnlich ist die Situation beim (Brust-)Schwimmen. Es zwingt den Körper in eine Hohlkreuzposition und belastet damit dieselben Muskeln wie das Reiten. Das Problem beim Schwimmen wie beim Reiten ist jedoch, daß der Widerstand nicht erhöht werden kann. Das Kraftwachstum endet früh.

Ist wenigstens Laufen gesund? Die Schläge bei jedem Schritt auf die Fuß-, Knie- und Hüftgelenke, mit Belastungshöhen bis zum Vierfachen des Körpergewichts, sind wohl kaum heilsam. Laufen ist für die Wirbelsäule eine Zumutung. Der Mensch ist kein Lauftier, sondern ein Affe. Ihm entspricht Klettern, Kauern, Werkeln. Das Kreuz des Läufers ist ein bekanntes Problem in der Sportmedizin. Wieso wird Lauftraining im Rahmen der «Sporttherapie» bei Rückenbeschwerden verschrieben? Niemand weiß es. Das einzig positive Resultat des Laufens ist die Erhöhung der Pulsfrequenz. Dadurch erhöht sich die Spannung des Herzmuskels, er wird stärker.

Die Gymnastik könnte man als eine rudimentäre Form von Krafttraining bezeichnen. Den Widerstand bietet das eigene Körpergewicht. Damit ist er allerdings limitiert, das heißt nicht steigerbar und – bedingt durch die schwungvollen und stark koordinationsabhängigen Bewegungen – nicht kontrollierbar. Auch bei der Gymnastik sind es ausschließlich die eher zufälligen Augenblicke hoher Muskelspannung, die einen kräftigenden, und damit kosmetischen, Effekt zeitigen. Die Meinung, daß besonders die Gymnastik die Figur verbessere, kommt durch einen Analogieschluß zustande. Die gymnastischen Übungen erscheinen dem Auge des Betrachters harmonisch, fließend, eben als schön, so daß er schließt: Wer sich schön bewegt, wird auch schön.

Dies ist kein Votum gegen den Sport, sondern eine Anregung, die Dinge zu Ende zu denken. Wüßte der «Konsument», daß lediglich die drei Größen Kraft, Ausdauer und Beweglichkeit für ihn von Bedeutung sind und daß ausschließlich der Spannungsreiz auf die Muskeln einen Trainingseffekt auslöst, hätte er einen Bewertungsmaßstab für das Marktangebot an Fitneßaktivitäten. So aber wähnt er sich gleichsam vor einem Verkaufsregal unzähliger Produkte, deren er sich nach seinem Gusto bedienen kann. Ohne Basiswissen ist man den stets wiederkehrenden «revolutionären» Neuheiten hilflos ausgeliefert. Die Situation erinnert an den pharmazeutischen Markt: es gibt nur einige Dutzend Grundsubstanzen, aus denen aber Tausende von Medikamenten gemischt und mit klingenden Namen versehen unter die leidende Bevölkerung gebracht werden.

Es gibt kein Rückenproblem

Am sogenannten Rückenproblem zeigen sich Problematik und Ohnmacht konventioneller Therapieverfahren. Durch sie wird das Leiden chronisch und therapieresistent. Zehn Prozent der Bevölkerung Deutschlands leiden an Dauerbe-

schwerden und verursachen achtzig Prozent der Gesamtko-
sten von fünfzig Milliarden Mark jährlich (in der Schweiz sind
es ungefähr vier Milliarden Schweizer Franken) – *ohne daß ein
therapeutischer Effekt erzielt wird*. Im Klartext heißt das,
daß sich das Leiden durch die Behandlungen verschlimmert.

Schon mehrmals berichtete die Presse von Therapieverfahren, die bei Rückenpatienten eine hohe Erfolgsquote
erzielten. Es handelte sich dabei in nahezu allen Fällen um
Experimente, die das Krafttraining für die unteren Rückenmuskeln zumindest als Teilmaßnahme enthielten. Die auf der
Hand liegende Idee, daß das Krafttraining der einzige therapeutisch wirksame Faktor der ganzen aufwendigen (und bezahlten) Therapiepalette sein könnte, traut sich kaum einer
auszusprechen. Warum? Weil damit eine ganze Reihe von
bisher akzeptierten und bezahlten Verfahren obsolet würde.[6]
In Wirklichkeit ist das Rückenproblem schon längst gelöst,
das heißt, ein Rückenproblem gibt es gar nicht, es gibt nur
ein Kraftproblem.

Fachleute, die sich als Problemlöser verstehen, müßten
danach drängen, mehr zu erfahren. Der Grund, warum dies
nur wenige tun, ist verständlich: Wer zu neuen Ufern auf-
bricht, gibt Pfründe auf. Dies würde eine innere Bereitschaft

---

[6] In Vorgesprächen für eine Vergleichsstudie zwischen einer MedX-Therapie und einer konventionellen Therapie schlugen die Initianten – Ärzte eines
großen deutschen Krankenhauses – vor, zwei Gruppen zu bilden: eine
Gruppe «MedX mit konventioneller Therapie» und eine Gruppe «nur kon-
ventionelle Therapie». Auf den erkenntnistheoretischen Schwachsinn einer
solchen Konstellation hinweisend schlug ich vor, eine «reine» MedX-Grup-
pe mit einer «reinen» konventionellen Therapiegruppe zu vergleichen. Die
Argumente gegen meinen Vorschlag bestanden in der Befürchtung, daß –
bei einem besseren Abschneiden der MedX-Therapie – die Therapieland-
schaft verarme, weil dann nur noch die MedX-Therapie eingesetzt würde.
Was interessiert das den Patienten, der seine Schmerzen loswerden möchte?

und äußere – materielle – Freiheit erfordern, die nicht allzu häufig vorkommt. Auch waren Menschen dieses Schlags schon immer rar. Die Blindheit gegenüber den Möglichkeiten des Krafttrainings wie auch seine dilettantische Anwendung (besonders in Reha-Kliniken) gründet nicht zuletzt im Fehlen einer Gesamtsicht. Das Wesen des muskulären Widerstandes und seine Bedeutung für unsere Gesundheit ist noch nicht erkannt. Es fehlt das Bezugssystem, das die Kohärenz von Praxis und Theorie gewährleistet: ein Konzept zur Kräftigung des Menschen. Aufbau und Erhaltung der Muskelkraft müßten eine Bedeutung erlangen vergleichbar jener der Hygiene: in der Kleinkindererziehung, in der Schule, im Erwachsenendasein und im Alter. Es ist allein die Kraft der Muskeln, die uns aufrecht hält – ein Leben lang.

2 Der Mensch wächst am Widerstand

Das Behagen in der Schwerelosigkeit

Der Kampf mit der Schwerkraft beginnt früh und endet spät. Im Fruchtwasser fängt unser Dasein sorg- und schwerelos an. Mit der Geburt endet ein glückseliger Zustand, nach dem wir uns zeitlebens zurücksehnen. Noch heute erleben wir Schwebezustände, die an jene Zeit anklingen. In der Badewanne, wo uns das Wasser trägt, als Kinder auf der Schaukel, später – und gefährlicher – bei hohen Geschwindigkeiten. Die Evolutionsforscher rätseln noch heute an der Frage, warum sich das Leben vom Wasser auf das Land begeben hat. Um (es) sich *schwerer* zu machen? Es scheint so. Vielleicht war es derselbe Antrieb, der uns heute in einen Bereich unvorstellbarer Lebensfeindlichkeit treibt, nämlich in den Weltraum. Vom aufrechten Gang bis zur bemannten Raumfahrt deutet alle Entwicklung auf ein einziges Trachten: bloß weg von hier.

Was haben wir gegen die Schwerkraft? Sie zieht uns hinab. Je schwächer wir sind, desto mehr. Ihr zu entkommen, wenn auch nur für Sekunden, bereitet uns Lust. Sie zu überlisten war schon immer die Aufgabe der Technik. Das Allgegenwärtige nehmen wir nicht wahr. Deshalb interessierte das Problem der Schwerkraft nur einige Fachleute: Physiker, Techniker, Flugzeugbauer, Geologen. Medizinische Auf-

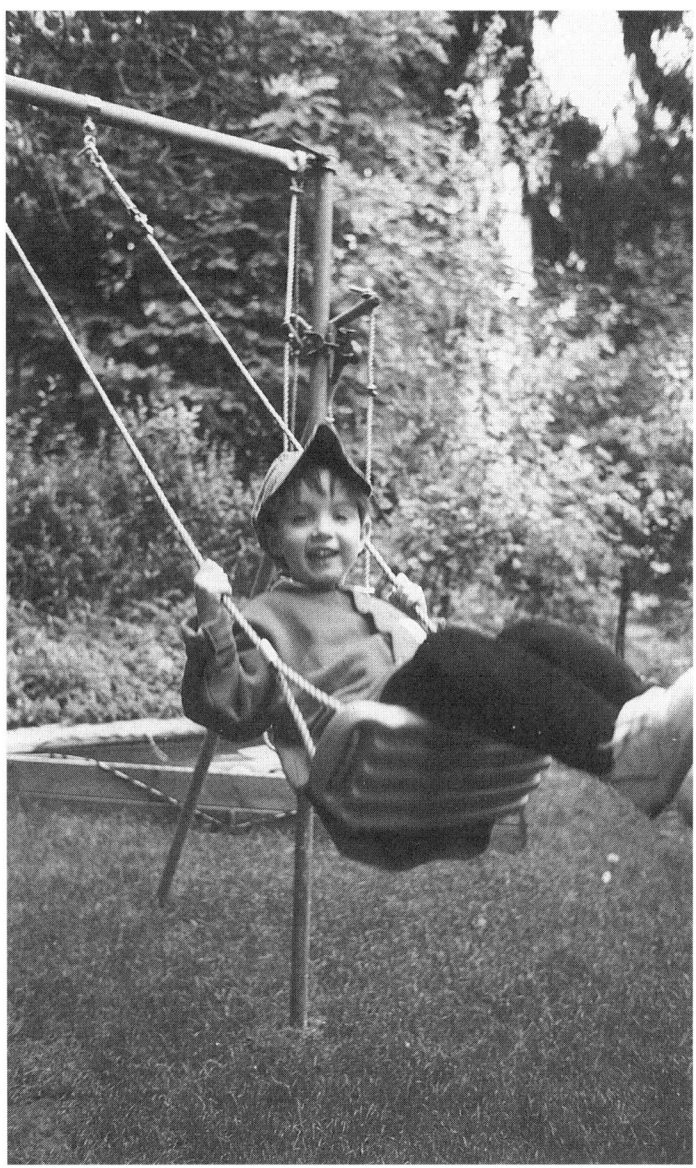

1   Die Schwerkraft aufzuheben – auch nur für Sekunden – bereitet Lust.

merksamkeit erhielt die Schwerkraft erst, als die Auswirkungen ihrer Abwesenheit offenbar wurden. Unser Traum vom schwerelosen Zustand gerät nämlich zum Alptraum progressiven Zerfalls. Die Muskeln schwinden, die Knochen lösen sich auf, der Geist wird wirr. Astronauten, die sich zu lange im Weltraum aufhalten, tragen bleibende Schäden davon. Gymnastik und die Versorgung mit allen Nähr- und Aufbaustoffen reichen nicht aus, die Auflösung des Astronautenkörpers zu stoppen. Es fehlt der Widerstand der Schwerkraft. Ist er da, entwickelt sich das Leben, bleibt er aus, geht es zugrunde.

Wer der Schmetterlingsraupe hilft, sich aus dem Kokon herauszuarbeiten, verurteilt sie zum Tode, sie benötigt diese Anstrengung als Reiz zur Kraftentwicklung. Nur so wird aus der Raupe ein Schmetterling. (Ich zweifle nicht daran, daß es Leute gibt, die glauben, das gelte nur für Schmetterlinge.)

Die Lösung eines Problems

So verfangen wir uns in einem Widerspruch: Wir streben danach, dem Widerstand der Erdanziehung zu entrinnen. Ist uns dies schließlich mit viel geistigem und materiellem Aufwand gelungen, beginnt unser Zerfall. Wir wünschen uns jedoch die Leichtigkeit des Seins als *Dauerzustand*. Dafür gibt es aber eine Lösung. Wir müssen nicht den Widerstand verkleinern, sondern die Muskelkraft erhöhen. Indem ich meine Kraft verdopple, halbiere ich quasi die Schwerkraft.

Training bedeutet, daß ich für eine ganz kurze Zeit meine Muskeln und Knochen höheren Widerständen aussetze, als sie gewohnt sind. Einer Trotzreaktion gleich, reagieren sie mit Gewebeaufbau, sind in der Folge zu stark für die Schwerkraft hienieden, geeignet für einen größeren Planeten. Man könnte zwar einwenden, das sei ja auch wieder nur ein vorübergehender Zustand. Wenn ich nicht weitertrainiere, schwinden meine Muskeln, und ich bin schwach wie zuvor. Richtig. Der zeitliche und energetische Aufwand jedoch, mich in diesen gehobenen Zustand zu hieven und darin auf Lebenszeit einzurichten, ist relativ gering. Einmal pro Woche eine knappe halbe Stunde reicht völlig.

Die Mär vom Bewegungsmangel

Die Heilwirkung bestimmter Pflanzen ist seit Jahrhunderten bekannt. Welche Substanzen jedoch in den Pflanzen diesen Effekt zeitigen, wußte man lange nicht. Das Finden, Zubereiten und Nutzen von Heilkräutern war stets eine rituelle Angelegenheit. Nur zu bestimmten Zeiten, zum Beispiel bei Vollmond oder an bestimmten christlichen Feiertagen, durften gewisse Kräuter gepflückt werden. Das Zubereiten, also Zerkleinern, Kochen und Mischen mit andern Ingredienzen, war begleitet von allerlei Zaubersprüchen, Gebeten und sonstigen Beschwörungen des Unsichtbaren. Das Mittelalter hat uns viele Rezepte hinterlassen, aus denen eindeutig hervorgeht, daß den Begleitumständen und Ritualen gleichrangige oder gar höhere Bedeutung zukam als dem Stoff selbst. Die vorwärtsdrängende Naturwissenschaft räumte allmählich auf mit dem Spuk. Chemiker isolierten die Wirkstoffe. Die Industrie stellte sie synthetisch und in großen Mengen her. Der Siegeszug der modernen Medizin begann.

.

Übertragen wir diese Betrachtungsweise auf den Körper, werden wir unschwer erkennen, daß sie sich derzeit auf
der Erkenntnisstufe des Mittelalters befindet. Irgendwie
weiß jeder um die gesundheitsfördernden Werte körperlicher
Betätigung. Was genau diese Wirkung hervorbringt, ist indessen niemandem klar. Sicher gibt es Theorien, Diplom-
und andere Fleißarbeiten, die Teilaspekte des Ganzen be-
leuchten. Eine übergreifende Idee jedoch steht noch aus. In
der Praxis dominiert ein derwischhafter Aktionismus nach
dem Motto: Hauptsache, man tut etwas. So kann es nicht
verwundern, wenn Jahr für Jahr, Saison für Saison neue
Sportarten inszeniert, Fitneßmoden kreiert und Trends in die
Welt gesetzt werden. Mag sein, daß der Hang zu Neuem und
das Bedürfnis nach Abwechslung menschlich ist. Trotzdem
verrät die Breite, in der solches geschieht, den Mangel an
Tiefe. Das Wesentliche an der Sache ist noch nicht erkannt,
weder von den sogenannten Laien noch von den Fachleuten,
die ihr Fachgebiet oft aus einem erstaunlich engen Blickwin-
kel sehen.

Noch immer empfehlen Ärzte Sport gegen Bewegungsmangel, an dem wir angeblich leiden. Hier greift schon die
Wortwahl daneben. Als würden wir einem Hungernden sagen, ihm fehle das Eßgeschirr. Wir leiden keineswegs an Bewegungsmangel. Bewegung als solche hat keine Qualität. Da
Bewegung aber – bedingt durch die Erdanziehung – meist mit
der Überwindung von Widerstand einhergeht und deshalb
einen Trainingseffekt auslösen *kann,* hat man die Dinge einmal mehr verwechselt und glaubt, Bewegung an sich sei die
Substanz. Wir leiden an einem Mangel an Widerstand. Das
ist alles. Nur Widerstand zwingt die Muskeln zur Anspannung und löst damit einen Trainingseffekt aus. Die Klage
über den Bewegungsmangel ist zwar nur eine von unzähligen

Fehldeutungen[7], möglicherweise aber die folgenschwerste, denn sie bewirkte, daß ein Heer von Fitneßwilligen seit bald dreißig Jahren buchstäblich in die falsche Richtung rennt.

Muskelspannung als Ursache aller Trainingseffekte

Die Betonung der Bedeutung des Widerstandes könnte den Eindruck erwecken, die in der Sportvorbereitung verbreiteten und trainingswissenschaftlich abgesegneten Hauruck-Methoden des Körpertrainings würden diesem Postulat entsprechen. Nichts liegt ferner. Je imposanter Trainingsaktivitäten aussehen, um so unproduktiver sind sie. Training ist ein innerer Einsatz. Es vollzieht sich still und mit geringem Bewegungs-, aber hohem Konzentrationsaufwand. Im Gegensatz zum Sport geht dem Krafttraining alles Spektakuläre ab.

Für die *Qualität* des Widerstandes müssen wir uns sensibilisieren. Daß es eine solche Qualität überhaupt gibt, können wir beim Krafttraining buchstäblich fühlen; nämlich dann, wenn wir uns während der Bewegungen nicht mehr auf das Ziel, sondern auf den Weg konzentrieren. Die Qualität des Widerstandes definiert sich aus den drei Kriterien Spannungshöhe, Spannungsdauer und Spannungsreichweite.

Das *vollständige* Verstehen der Wirkungsweise dieser drei Faktoren ist Voraussetzung für die Entwicklung sinnvoller Therapien und produktiver Trainingsverfahren sowie der

---

[7] Solche Fehldeutungen sind gang und gäbe. Ein typisches Beispiel ist auch die Meinung, Schwitzen sei gesund. Auch hier verleiht man einer (aus physiologischer Sicht kontraproduktiven) Begleiterscheinung ursächliche und gesundheitsfördernde Bedeutung.

dazu notwendigen Geräte. Für Sie bedeutet die Anwendung dieser Erkenntnis eine beträchtliche Einsparung von Geld und Zeit. Das Wichtigste jedoch ist, daß Sie mit großer Wahrscheinlichkeit den für Sportler typischen Gebrechen und Langzeitschäden entgehen werden, gleichzeitig aber den destillierten Nutzen des Trainings ernten.

3 Was ist veränderbar?

Will man der Werbung glauben, können wir uns in jede beliebige Richtung verändern. Schön, schlank, gesund, glücklich und reich – alles kann ich werden, ich muß es nur wollen. «Alles ist erreichbar» – ein motivierender Slogan mit oftmals ernüchterndem Nachspiel. Wer trainiert, will sich verändern, ist getragen von der Überzeugung der Machbarkeit dieser Welt. Das ist gut so. Trotzdem empfiehlt es sich, Ziele *vor* dem Aufbruch zu definieren und auf ihre Erreichbarkeit hin zu überprüfen.

Die meisten für unser Befinden, unsere Gesundheit und unsere körperliche Leistungsfähigkeit bestimmenden Faktoren sind leider unveränderlich: Körpergröße, Proportionen, Muskelfaseranzahl und Muskelfasertyp, Sehnenansätze, das Verhältnis der Muskelbauchlänge zur Sehnenlänge (limitierender Faktor für die Querschnittzunahme des Muskels), Ort und Art der Fettspeicherung – alles entscheidende Faktoren in bezug auf die körperliche Leistungsfähigkeit und unsere äußere Erscheinung – und diese sind genetisch vorgegeben. Nur zwei Faktoren können wir verändern: die Geschicklichkeit (Koordination) durch Übung und die Kraft durch Training. Da diese beiden Faktoren selbst von Fachleuten immer wieder durcheinandergebracht werden, ist es für das weitere Verständnis unabdingbar, die beiden Begriffe zu definieren.

Koordination ist nicht übertragbar

Unter Koordination versteht man die Fähigkeit des zentralen Nervensystems, Muskelspannungen sowohl in der Höhe als auch in der zeitlichen Länge zu steuern. Koordination wird oft auch als Bewegungssteuerung bezeichnet, womit man sich auf das Resultat der gelungenen Koordination bezieht, auf die sinnvolle Bewegung. Koordination wird entwickelt durch stereotype Wiederholung bestimmter Bewegungsabläufe. Man spricht hier weniger von «trainieren» als von «üben».

Gehen, Stehen, Sitzen haben wir schon als Kleinkinder in unzähligen Versuchen eingeübt, bis wir die Bewegungsmuster gespeichert hatten und nicht mehr dabei denken mußten. Die Neurologen sprechen von Bahnen und kinästhetischen Erinnerungsbildern, die wir – einer Schallplatte gleich – in unserem Hirn durch stete Wiederholung gleichsam eingravieren. Klavierspielen, Boxen, Tennis, Skifahren, Tanzen sind unterschiedliche Tätigkeiten und produzieren eigene, spezifische Bahnen. Eine Übertragung findet nicht statt. Mit anderen Worten: der Fußballer wird nicht besser Fußball spielen, wenn er zum Ausgleich noch Tennis spielt, Ski fährt oder sonst eine Sportart betreibt. Der Boxer wird mit Rock-'n'-Roll-Tanzen seine Beinarbeit nicht verbessern, da das Tanzen andere Bewegungsmuster schafft als jene, die er beim Boxen benötigt. Was immer wir an Koordination entwickeln wollen – wir tun es am effektivsten mit der konkreten Tätigkeit selbst, die wir verbessern wollen, und zwar unter möglichst wettkampfgleichen Bedingungen.

Je koordinierter die Bewegung, um so geringer die Anstrengung und um so weniger Ausdauer und Kraft sind erforderlich. Das Ziel der Bewegung mit dem geringst-

möglichen energetischen und zeitlichen Aufwand zu erreichen – dies ist der einzige Zweck aller Koordination. Man
könnte auch sagen: Zweck der Koordination ist es, Anstrengung zu verhüten. Der Mensch hat sowohl die Fähigkeit wie
auch das Streben, seine Koordination bis zum äußersten zu
entwickeln. Der Bau von Maschinen und Vorrichtungen, die
ihn von Muskelarbeit befreien, die Technik also, ist nichts
anderes als die konsequente Weiterführung dieser Koordina-
tionsbemühungen *über den Körper hinaus*.

Koordination folgt Kraft

Ein Beispiel dafür, wie die Rolle der Kraft mit jener der Koordination verwechselt wird, können Sie in der Physiothera-
pieabteilung jeder beliebigen Klinik beobachten. Da sehen
Sie beispielsweise einen älteren Rekonvaleszenten nach
mehrwöchiger Bettruhe. Er macht mit seinem Physiotherapeuten Gehübungen, also Koordinationsübungen, um neue
Bewegungsmuster anzubahnen. «Die sind nicht neu», würde
hier der Physiotherapeut einwenden, «er lernt einfach wieder
gehen, wie er es früher konnte.» Wo ist sie denn geblieben,
seine Gehfähigkeit? Das alles hat er doch schon einmal er-
lernt. Fünfzig oder sechzig Jahre mögen es her sein. Wir wissen aber: einmal erlernte Bewegungsmuster sind lebenslang
gespeichert.

In Tat und Wahrheit lernt der Patient hier etwas völlig
Neues: Gehen mit *schwachen* Muskeln. Das bedeutet eine
neue Technik des Gehens, einen neuen Gehstil, den er aber
nur braucht, weil und solange er schwach ist. Er ist nämlich
zu schwach, um so zu gehen, wie er früher ging. Hätte er die
Kraft von früher, gäbe es nichts zu lernen. Würde der Patient

(im Bett) Kräftigungsübungen ausführen, bis er wieder seine alten Kräfte hätte, so würde er aus dem Bett steigen und davonschreiten – ohne Gehübungen.

Jedes Bewegungsmuster ist das Resultat der herrschenden Kraftverhältnisse. Verlieren wir *geringfügig* an Kraft, treten *geringfügige* Koordinationsstörungen auf. Verlieren wir *beträchtlich* an Kraft, treten *beträchtliche* Störungen auf. Kraft kommt also *vor* Koordination. Ist die Kraft wieder da, stellt sich die Koordination automatisch ein. Aber keine Koordinationsschulung stellt die Kraft wieder her, im Gegenteil. Wir belasten automatisch die stärkeren Muskeln und schonen die schwachen. So werden wir immer geschickter – hinken.

Was ist Kraft?

Nehmen Sie eine Badezimmerwaage in beide Hände, und drücken Sie sie einige Sekunden zusammen, so stark Sie können. Der Zeiger der Waage zeigt nun einen bestimmten Kilogrammbetrag an. Dieser Betrag entspricht der Spannung, die Ihre Muskeln entwickeln. Dies ist das Maß Ihrer Kraft. Unter Kraft verstehen wir somit die Höhe der Spannung, die ein Muskel entwickeln kann, ungeachtet dessen, ob damit eine äußere Bewegung ausgelöst wird oder nicht.

Wenn von Kraft die Rede ist, weiß im allgemeinen jeder, was damit gemeint ist. Sobald aber – zum Beispiel in einer Diskussionsveranstaltung – Leute dabei sind, die sich im theoretischen Schriftgut der Trainingslehre umgesehen und sich dabei unvermeidlicherweise verheddert haben, ergeben sich die üblichen Fragen: «Welche Kraft meinen Sie? Maximalkraft? Rohkraft? Schnellkraft? Ausdauerkraft? Gewandtheitskraft? Explosivkraft? Konzentrische Kraft? Exzentrische Kraft? Isometrische Kraft? Dynamische Kraft?»

Wo Einsicht fehlt, mehren sich die Begriffe. Man tritt an Ort. Hier zeigt sich ein Phänomen, das die Ethnologen als Sprachzauber bezeichnen. Man bannt das Unbekannte und bekommt es (vermeintlich) in seine Gewalt, indem man es mit einem Namen versieht. Unfähig, die gemeinsame Ursache verschiedener Erscheinungsformen zu erkennen, schafft man Begriffe, im Glauben, damit wäre das Problem gelöst. Das archaische, naive Denken hält die Sprache weitgehend für eine Wiedergabe, das heißt Abbildung der Wirklichkeit nach dem Motto: Wo ein Wort ist, ist auch ein Ding (oder ein Sachverhalt). Mit den Mitteln der Sprache wurden und werden ganze Spukwelten erschaffen. Die Verführung des Denkens durch die Sprache beginnt dort, wo neue Begriffe, Etiketten gleich, auf solche Sachverhalte «geklebt» werden, die lediglich unterschiedliche Erscheinungsformen *einer* Ursache sind. Wenn wir beispielsweise von Vollmond, Neumond oder Halbmond sprechen, ist uns heute bewußt, daß es sich hier allemal um dieselbe Sache – nämlich den Mond – handelt. Mit der Vorsilbe weist man lediglich auf unterschiedliche Erscheinungsformen hin. Nicht so beim Kraftbegriff. Wollen wir der gegenwärtigen Lehrmeinung folgen, handelt es sich bei den verschieden benannten Kräften auch um verschiedene Dinge, die man dementsprechend unterschiedlich – «spezifisch» – trainieren könne und solle. Manche Autoren betrachten zum Beispiel die statische (isometrische), die dynamisch-konzentrische (positive) und die dynamisch-exzentrische (negative) Muskelkraft als drei voneinander unabhängige Fähigkeiten des neuromuskulären Systems. Umgekehrt werden mit dem Begriff «Schnellkraft» zwei voneinander tatsächlich unabhängige Fähigkeiten in ein Wort gepackt und als *eine* Fähigkeit ausgegeben. Sehen wir uns einige dieser Begriffe an.

Maximalkraft entspricht unserem vorangegangenen Beispiel mit der Badezimmerwaage. Wir können eine solche Kraft als Kraft schlechthin bezeichnen, denn alle folgenden Kräfte sind von ihr abhängig. Verändert sich die Maximalkraft, verändern sich alle übrigen Erscheinungsformen der Kraft, weil es sich immer wieder um denselben physiologischen Prozeß handelt.

Schnellkraft, definiert als die Fähigkeit, Bewegungen schnell ausführen zu können, wird im wesentlichen durch drei Faktoren beeinflußt, von denen zwei veränderlich sind:

- Kraft (eben Maximalkraft)
- Koordination
- relativer Anteil an weißen (schnellen) Muskelfasern.

Kraft und Koordination sind in hohem Maße veränderbar, die Faserverteilung nur in negativem Sinne: Wer zuviel trainiert, baut seine weißen Fasern ab und wird schwächer. Dadurch verändert sich das Verhältnis zugunsten der roten Fasern. Dem Sprinter, der seine Zeit verbessern will, fehlt es stets an einem der beiden Faktoren: entweder an der Kraft zur Beschleunigung der Körpermasse oder an der Koordination – dem «Laufenkönnen». Die Bewegungsschnelligkeit interessiert naturgemäß die Sportler und ihre Betreuer. *Vom gesundheitlichen Standpunkt aus gesehen ist sie bedeutungslos.*

Kraftausdauer, definiert als die Fähigkeit, eine bestimmte Muskelspannung – sei sie nun statisch oder dynamisch – über einen bestimmten Zeitraum aufrechtzuerhalten, korreliert direkt mit der Maximalkraft. Gehen wir einmal davon

Rechter Unterschenkelstrecker

~ Negativ
— Positiv
▨ Statisch

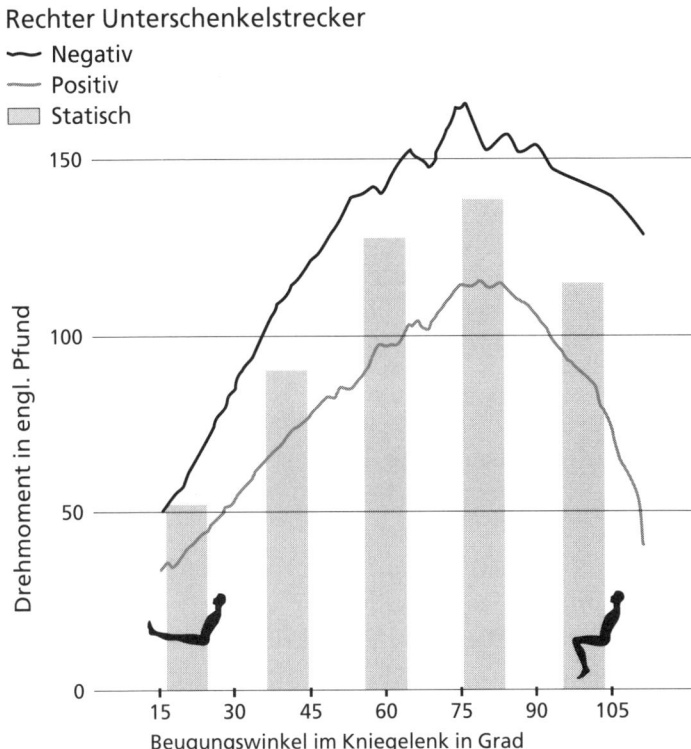

2 Der Kraftkurvenverlauf bei den drei Belastungsformen ist identisch: statisch (Balkendiagramm), positiv (untere Linie) und negativ (obere Linie).

aus, daß ich bei einer bestimmten Übung 100 Kilo einmal schaffe und mit 80 Kilo (80 Prozent) zehn Wiederholungen zustande bringe. Nach sechs Monaten Training hat sich meine Maximalkraft verdoppelt, so daß ich nun 200 Kilo einmal schaffe. Meine Kraftausdauer hat sich proportional verändert: statt nur mit 80 Kilo schaffe ich jetzt mit 160 Kilo zehn Wiederholungen.

Das folgende Beispiel eines Tests zeigt, daß es sich bei den Begriffen exzentrische, konzentrische und isometrische Kraft stets um die gleiche Kraft handelt.

Getestet wurde die Streckung des Beines im Kniegelenk (Abb. 2), also die Kraft der Oberschenkelmuskeln. Das Testgerät ist an einen Motor angeschlossen, der den Hebelarm in langsamem Tempo nach oben und zurück bewegt. Die Testperson versucht nun, bei der Aufwärtsbewegung den Hebelarm zu beschleunigen, bei der Abwärtsbewegung zu bremsen. Es sind somit immer dieselben Muskeln, die arbeiten, das heißt Spannung entwickeln und aufrechterhalten: erst konzentrisch (beschleunigend), dann exzentrisch (bremsend). Im Hebelarm ist ein Tensiometer eingebaut, das den vom Probanden entwickelten Druck mißt und auf einem Bildschirm als Grafik aufzeigt.

Der Kraftkurvenverlauf ist bei allen drei Belastungsformen identisch. Unterschiedlich ist indessen die generierte Kraft. Warum? Die plausibelste Erklärung lautet: Bei der Kontraktion müssen die Muskeln nicht allein den äußeren, sondern auch einen inneren Widerstand, nämlich die Reibung der Fasern beim Zusammenziehen, überwinden. Die Reibung, die die beschleunigende Bewegung zusätzlich erschwert, hilft in der bremsenden Phase. Darum sind wir fähig, weit größere Lasten zu senken als zu heben. Die statische Kraft liegt in der Mitte zwischen der negativen und der positiven Kraft; da keine Bewegung stattfindet, gibt es auch keine Reibung zu überwinden. Mit fortschreitender Ermüdung nimmt die Reibung zu; dies ist einer der Gründe, warum dynamische, das heißt während der Bewegung durchgeführte, Messungen nicht zuverlässig sind. Brauchbare Meßresultate (für wissenschaftliche oder medizinische Zwecke) sind allein durch die statische Messung möglich.

Ausdauertraining ist Krafttraining für das Herz

In der Fachliteratur wird neben der Koordination und der Kraft auch die sogenannte Ausdauer als Faktor aufgeführt, gerade so, als handle es sich dabei um etwas grundlegend anderes als um Kraft. Tatsächlich jedoch ist Ausdauertraining nichts anderes als ein hochspezialisiertes Krafttraining für nur einen Muskel: das Herz. Das Leistungsvermögen des Herz-Kreislauf-Systems mißt sich an der Geschwindigkeit der Versorgung der Muskeln mit Blut.

Die Eigenart des Herzmuskels bedingt jedoch eine andere *Trainingsform* als die Skelettmuskeln. Die Reizschwelle bedeutet hier eine bestimmte Förderleistung. Das Herz muß mehr Blut pumpen pro Zeiteinheit und reagiert darauf mit Dickenwachstum, genauso wie die Skelettmuskeln. In der Folge erhöht sich auch die Leistungsfähigkeit der Atemmuskulatur, das Atemvolumen wird größer. Die Zahl der Blutgefäße nimmt zu, ja auch die Blutmenge vergrößert sich.

Das Herz ist der zentralste Muskel und zweifellos der wichtigste; bei seinem Ausfall tritt sofort der Tod ein. Angesichts der hohen Kreislaufmortalität haben die Präventivmediziner während der letzten zwanzig Jahre unermüdlich auf die Notwendigkeit und die segensreichen Auswirkungen des Ausdauertrainings hingewiesen. Etwas ins Stocken geriet diese uneingeschränkte Begeisterung erst vor kurzem: Biologen haben herausgefunden, daß die Menge der Energieausgabe ein Kriterium für die Lebensdauer eines Organismus ist. Je mehr Kalorien jemand verbraucht, um so mehr verkürzt er seine Lebensspanne. In der Tat, eine verunsichernde These. Um das Herz trainingswirksam in Gang zu bringen, ist es nötig, daß die Skelettmuskulatur über ein Mindestmaß an

Kraft verfügt, weil sonst auch kein Ausdauertraining möglich ist.

Das Primat der Kraft

Kraft ist nicht alles, aber ohne Kraft ist tatsächlich *alles nichts*. Das beste Kreislaufsystem und die präziseste Bewegungssteuerung sind nutzlos ohne die Kraft der Skelettmuskeln. Die inneren Organe sind lediglich Diener oder Lieferanten der Muskeln. Training ist somit immer Muskeltraining.[8]

Viele Physiotherapeuten und Psychologen glauben an sogenannte psychosomatische Ursachen von Rückenbeschwerden. Soziologen sehen mit Vorliebe in der Gesellschaft ein krankmachendes Umfeld. Ergonomen konstruieren rückengerechte Möbel, Rückenschulen lehren das Überlisten der Schwäche durch richtiges Sitzen, Gehen und Heben. Tatsache ist jedoch, daß:

- praktisch alle Patienten mit Rückenbeschwerden schwache Rückenmuskeln aufweisen, *ungeachtet ihres psychosozialen Umfeldes*;
- bei acht von zehn Patienten mit chronischen Rückenbeschwerden diese Beschwerden schwinden, sobald die Kraft steigt, *unabhängig von der Diagnose*.

Primärursache der Rückenbeschwerden ist offensichtlich die Muskelschwäche. Möglich, ja wahrscheinlich, daß die

---

[8] Wir sehen hier davon ab, daß das Wort «Training» im angelsächsischen Sprachraum auch für Üben im Sinne von Lernen gebraucht wird.

Schwäche ihrerseits *verschiedene* Ursachen hat, Ursachen, die anzugehen den therapeutischen Auftrag überschreiten. Wo dies trotzdem versucht wird, muß es Stückwerk bleiben.[9]

Dysbalancen

Dysbalance der Antagonisten

Das Funktionsprinzip unseres Bewegungsapparates ist simpel: Zug und Gegenzug. Zwei Knochen sind durch ein Gelenk verbunden. Das Gelenk wird von zwei einander gegenüberliegenden Muskeln überzogen, die an den Knochen befestigt sind. Zieht sich nun der eine Muskel zusammen, verändert dies die Stellung der Knochen zueinander, und der gegenüberliegende Muskel (Antagonist) wird gedehnt. So kommt Bewegung zustande. Diese beiden Muskeln verfügen – wie alle Muskeln – über eine bestimmte Kraft. Starke Muskeln haben eine höhere Ruhespannung als schwache. Ist das Kraftverhältnis der beiden Muskeln unausgewogen, liegt eine sogenannte Dysbalance vor: der eine Muskel zieht in der Ruhestellung mehr in seine Richtung als der andere. In der Folge verkürzt sich der starke allmählich, während der schwache überdehnt wird.

---

[9] Das Argument, Rückenschmerzen seien psychosomatischen Ursprungs, entbehrt nicht eines gewissen versteckten Zynismus: man verweist den Patienten auf ein Ursachenfeld, in dem er buchstäblich nichts zu bestellen hat. Weder hat er das Herz, seine allenfalls krankmachende Ehe mit einer Scheidung aufzulösen, noch hat er die materiellen Reserven, seinen Job zu schmeißen. Auch wird er kaum die Kraft aufbringen, die Gesellschaftsordnung seiner Rückenbeschwerden wegen zu stürzen. Das wäre ein Unterfangen, das selbst ohne Rückenschmerzen mehr braucht als nur die Einsicht in seine Notwendigkeit – wie es einigen von uns zum ersten Mal wohl 1968 dämmerte.

Wie werden diese Dysbalancen üblicherweise korrigiert? Indem der verkürzte Muskel gedehnt wird. So lange, bis er gleich schwach ist wie sein Antagonist. Das ist Korrektur nach unten, also Nivellierung. Besser wäre es – was leider noch zu selten geschieht –, nach oben zu korrigieren, beide Muskeln zu kräftigen, bis sich die Kraft nicht mehr steigern läßt. Der schwache holt schnell auf, der starke hat ohnehin ein geringeres Zuwachspotential. Je näher beide ihrer genetischen Grenze kommen, desto ausgeglichener wird ihr Kraftverhältnis.

Dysbalancen in der Muskelschlinge
Eine Bewegung ist im Normalfall das Resultat der Zusammenarbeit mehrerer Muskeln, sogenannter Muskelschlingen. Wenn Sie in die Hocke gehen, arbeiten die Gesäßmuskeln, die Oberschenkelmuskeln und die Wadenmuskeln im Verbund, eben als «Schlinge», oft auch bezeichnet als «Kette». Ist Ihr Oberschenkelmuskel relativ schwach, liegt eine Dysbalance in der Muskelschlinge vor. Der Fachmann erkennt dies daran, *wie* Sie in die Hocke gehen. Sie werden die Bewegung so ausführen, daß die starken Muskeln in der Schlinge den schwachen Muskel entlasten. Um die Dysbalance in der Muskelschlinge zu korrigieren, gilt es, den schwachen Muskel möglichst *isoliert* aufzutrainieren, so daß er die Belastung nicht auf die anderen Muskeln abschieben kann.

Dysbalance im Muskel selbst
Die intramuskuläre Dysbalance ist in der Fachwelt noch weitgehend unbekannt, weil die Werkzeuge, sie festzustellen, erst seit kurzem existieren. Trotzdem ist sie mit Sicherheit die verbreitetste Form muskulären Ungleichgewichts.

Wenn Sie Ihren Arm im Ellbogengelenk beugen, verkürzt sich Ihr Bizeps. Die unterschiedlichen Gelenkwinkel im Laufe dieser Bewegung bedeuten unterschiedliche Muskellängen. Die Kraft des Bizeps ist in den unterschiedlichen Längen ebenfalls unterschiedlich. Wenn wir die Kraft in mehreren Winkelpositionen messen, erhalten wir Werte, die wir aufzeichnen können, zum Beispiel in Form eines Balkendiagramms oder einer Kurve. Der Verlauf einer solchen Kraftkurve läßt Rückschlüsse über die Alltagsbelastung dieses Muskels zu. Warum? Weil Muskeln strenggenommen nur in jener Länge an Kraft gewinnen, in der sie belastet werden. Oder umgekehrt: Muskeln werden in jenen Längenbereichen schwach, wo sie nicht belastet werden.

Seitdem es Geräte gibt, mit denen man diese Kurven feststellen kann, kennt man auch die Standards, nach denen eine solche Kurve verlaufen soll. Dabei hat man festgestellt, daß – wenn Abweichungen von den normativen Daten vorliegen – typische Beschwerden vorhanden sind. Was kann man unternehmen gegen diese Form der Dysbalance? Man sollte an Geräten mit angepaßtem Belastungsverlauf trainieren, und zwar so lange, bis die Norm wiederhergestellt ist (siehe «Die fünf Korrektoren», Seite 132).

4 Mit Kraft lebt es sich angenehm

Warum funktioniert Training?

Wieso gibt es einen Trainingseffekt? Ein Motor nützt sich ab bei Gebrauch, ist somit nicht trainierbar. Unser Körper aber ist es. Warum und unter welchen Bedingungen?

Sind Sie Blutspender? Dann wissen Sie, daß zwischen den Entnahmen eine bestimmte Zeitspanne liegen muß, damit neues Blut gebildet werden kann. Sollten Sie auf die Idee kommen, täglich Blut zu spenden, wäre Ihr Ableben eine Frage weniger Tage. Gesetzt aber den (Un-)Fall, Sie erleiden und überleben einen großen und plötzlichen Blutverlust. Dann stellt sich ein Phänomen ein, das die Physiologen als «überschießende Reaktion» bezeichnen. Einige Wochen nach Ihrem Blutverlust haben Sie zuviel Blut, jedenfalls mehr, als Sie zuvor hatten.

Ein verheilter Knochenbruch ist noch nach Jahren auf dem Röntgenbild ersichtlich. An der Bruchstelle ist der Knochen verdickt. Wie beim plötzlichen Blutverlust wurde auch hier «zuviel des Guten» getan. Gerade so, als handle die Natur nach der Devise: sicher ist sicher.

Der Trainingseffekt scheint auf dem gleichen Wirkungsmechanismus zu beruhen. Ein bestimmter Verschleiß ist notwendig, damit eine Reaktion erfolgt. Solange das Krafttraining lediglich dem Sport diente und daher ausschließlich von

Gesunden angewandt wurde, machte man sich wenig Gedanken über seine Dosierung. Und wo man sich welche machte, kam man zum Schluß: je mehr, desto besser. Erst mit der therapeutischen Anwendung und der damit verbundenen Protokollierung wurde der Medikament-Charakter des Trainings offenkundig: zuwenig nützt nichts, zuviel schadet. Die Bandbreite erwies sich als schmaler, als bisher vermutet. Trainieren wir zu oft, haben wir einen negativen Trainingseffekt: Wir bauen ab, werden schwächer. Dieser Abbau (Katabolismus) trifft nicht nur die Muskeln, sondern den ganzen Körper, insbesondere das Immunsystem. Unser Körper braucht nach dem Training Zeit für den Aufbau. Daher sollen Sie nicht mehr als ein- bis zweimal pro Woche trainieren.

Was bringt Krafttraining als Präventivmaßnahme?

Kraftgewinn verändert Ihre physikalischen Daseinsbedingungen beträchtlich zu Ihren Gunsten, unabhängig davon, wie alt Sie sind. Während Sie dieses Buch lesen, gehen in Ihrem Körper Abertausende von Zellen zugrunde. Gleichzeitig werden jedoch Abertausende neuer Zellen aufgebaut. In der Jugend überwiegen die Aufbauprozesse: Wir wachsen. Im Alter überwiegen die Abbauprozesse: Wir sterben. Noch vor wenigen Jahren glaubte man in diesem Verlauf das eherne Walten unveränderlicher Naturgesetze zu erkennen.

Eine Forschungsarbeit aus dem Jahre 1964 befaßte sich mit der maximalen Muskelkraft des Menschen im Laufe seines Lebens. Die Statistik zeigte, daß die Kraft der Muskeln in der Pubertät steil ansteigt und ihr Maximum etwa im 24. Lebensjahr erreicht. Nach fünfundzwanzig geht es nur noch bergab. Mit siebzig hat der Mensch noch die Hälfte seiner

früheren Kräfte. Heute jedoch wissen wir, daß man die Auf-
und Abbauvorgänge beeinflussen kann, und zwar in einem
Ausmaß, wie man es noch vor wenigen Jahren für unmöglich
gehalten hat (siehe «Standes- und Gesundheitspolitik», Seite
35).

Je trainierter Sie sind, um so mehr Kraft steht Ihnen
pro Kilogramm Körpergewicht zur Verfügung. Vergessen
Sie nicht – es sind Ihre Muskeln, die Sie durch das Leben
tragen. Etwa ein Drittel Ihres Körpergewichts sind Muskeln, diese allein tragen die restlichen zwei Drittel. Setzen
Sie nur einige Kilo Fett an, sind es schon bald drei Viertel
Ihres Körpergewichts, die Sie Ihren Muskeln und Gelenken
zumuten.[10]

Ihre Figur entspricht dem Zustand Ihrer Muskulatur.
Eine deutsche Journalistin behauptete einmal (auf einen
deutschen Politiker bezogen), ab vierzig «könne man etwas»
für sein Gesicht. Die Behauptung läßt sich vielleicht noch
zuverlässiger auf die gesamte äußere Erscheinung übertragen: Ab vierzig können Sie etwas für Ihre Figur. Daß wir älter
werden, läßt sich nicht verhindern, wohl aber, daß wir
schwächer werden. Mit Muskelschwäche beginnt die Ab-
wärtsspirale des Zerfalls. Sobald das Gespräch auf die Figur
kommt, redet man gleich vom Bauch, von Zellulitis, vom
Doppelkinn und von anderen lokalen Formen der Fettabla-
gerungen. Darum finden sich auch überall Anbieter von Methoden, die das Fett an bestimmten Stellen beseitigen sollen.
Das ist nicht möglich – abgesehen von chirurgischen Maßnahmen. Wo das Fett sich ablagert, ist genetisch festgelegt.

---

[10] Ein Schlaumeier meinte dazu: «Das ist doch auch ein Training für die
Muskeln, wenn sie mein Übergewicht tragen müssen!» Ist es eben nicht.
Dazu ist der Spannungsreiz zu gering.

Die Topographie der Fettdepots folgt einer merkwürdigen Doppelfunktion. Wenn Sie blonde Haare und grüne Augen haben, werden Sie mit den Fettreserven zuerst «Nischen» ausfüllen: die Kniekehlen, den Raum oberhalb des Ellbogens, den Raum unterhalb Ihres Unterkiefers und danach die weiter wachsenden Reserven gleichmäßig auf die Körperoberfläche verteilen. Ihre Körperform nähert sich so – aus geometrischer Sicht – der Kugel. Die Kugel ist der Körper mit dem größten Inhalt im Verhältnis zur Oberfläche. Da Ihre Vorfahren in kalten Zonen lebten, hat sich in der Evolution bei ihnen diese Eigenart herausgebildet – zum Zweck der Wärmespeicherung. Umgekehrt verfährt die Natur, wenn Sie schwarze Haare, braune Augen und stark pigmentierte Haut haben. Sie lagern dann das Fett konzentriert an einigen prominenten Stellen (Gesäßmuskel, Brust, Bauch) und erhöhen damit die Oberfläche im Verhältnis zum Inhalt. Auf diese Weise wird Wärme schneller abgestrahlt. Dies ist in warmen Zonen sinnvoll. Die Fettablagerung erfolgt somit nach zwei sich gegenseitig ausschließenden Mustern, die beide demselben Zweck dienen: der Erhaltung der Körpertemperatur. Dieses individuelle «Programm» ist unveränderbar. So gehen denn auch fast alle Schlankheitsdiäten das Problem des sogenannten Übergewichts falsch an. Wie schwer Sie sind, ist zunächst einmal nicht von Belang. Die einzige wichtige Frage lautet: Was macht dieses Gewicht aus? Fett oder Muskeln? Muskeln tragen – Fett belastet.

Die «schweren Knochen», die man gerne für das hohe Körpergewicht verantwortlich macht, sind eine Legende. Die gesamten Knochen eines 135 Kilogramm schweren Gewichthebers wiegen kaum fünf Kilogramm. Jene eines 60 Kilogramm leichten Läufers etwa vier Kilogramm.

Wenn Sie weniger Kalorien aufnehmen, als Sie ausgeben, oder mehr ausgeben, als Sie aufnehmen, zwingen Sie
Ihren Körper, sich selbst zu verwerten: Sie verlieren kaum
Fett, dafür Muskeln. Darum sehen Leute nach einer Hunger-
kur oft schlechter aus als zuvor. Bei gleichzeitigem Training
jedoch erhalten Sie sich die Muskeln, während der Fettverlust sich beschleunigt. Muskeln sind gute Fettverbrenner.
Dieser Fettverlust geht am schnellsten, wenn der Kohle-
hydratanteil der täglichen Nahrung reduziert und *gleichzeitig* Muskelmasse entwickelt wird.

Die schonungslose Rückentherapie

Die heute noch verbreiteten und von der Krankenkasse bezahlten Rückentherapien sind im besten Fall nutzlos, im un-
günstigsten schädlich. Das sagen auch Medizinprofessoren,
die täglich mit dem Problem konfrontiert werden. Nach Aussage führender Orthopäden liegt die Ursache von etwa 80
Prozent aller Rückenbeschwerden in der Schwäche der
Rückenmuskulatur, genauer der Lumbalextensoren und der
tiefliegenden (autochthonen) Rückenmuskeln. Bis diese Erkenntnis allerdings in den medizinischen Alltag gesickert ist,
wird es noch dauern. Wie lange? Nach einer angeblichen
Aussage von Max Planck (1858 bis 1947) ist die Geschwindigkeit des Fortschritts davon abhängig, wie schnell die
Autoritäten sterben. Je schneller, desto besser für den Fortschritt und – in unserem Fall – für die Patienten.

In den Sportstudios ist die Tatsache, daß Krafttraining
Rückenschmerzen beseitigen kann, buchstäblich ein alter
Hut. Das wußte man einfach und hat es wohl auch in Tau-
senden von Fällen genutzt. Wohl war es stets etwas ein *trial-*

Lumbar-Extension-Maschine

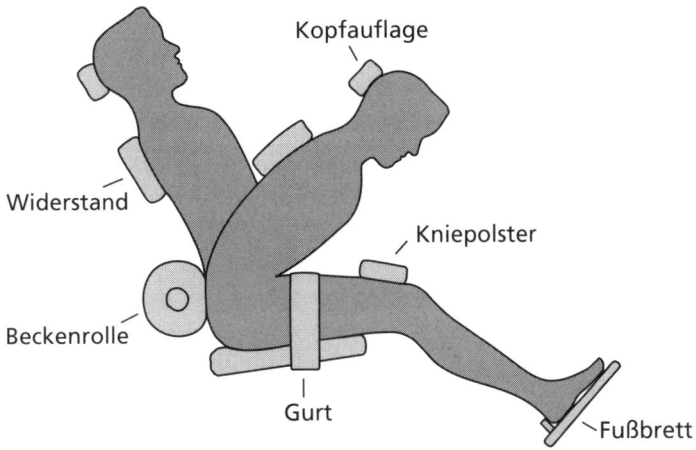

3   Die Lumbar-Extension-Maschine ermöglichte erstmals Messungen der Kraft der Rückenstrecker. Der Druck auf die Füße wird mit dem Polster über den Oberschenkeln auf das Becken umgeleitet. Damit ist das Becken fixiert.

and-error-Verfahren. Meistens nützte es, manchmal aber auch nicht, gelegentlich verschlimmerte sich gar die Situation.

Mittlerweile liegen die Erkenntnisse und die technischen Ausrüstungen vor, die ein sicheres Vorgehen ermöglichen. Die Universität von Florida ist heute bei der Erforschung der muskulären Ursachen des Rückenproblems weltweit führend. Dieser Vorsprung wurde möglich durch eine Entwicklung des Gerätebauers Arthur Jones. Er stellte in den achtziger Jahren das erste «MedX-Lumbar-Extension»-Gerät her (Abb. 3). Damit war es erstmals möglich, die Kräfte der Lumbalextensoren zu messen. Schon mit den ersten Messungen an diesem Gerät wurden alle bisherigen

Meßdaten über die angeblichen Kräfte der Rückenmuskeln zu Makulatur.

Die Messungen an Hunderten von Personen gaben ein überraschendes Bild. Es zeigte sich, daß die meisten Menschen – auch hochtrainierte Athleten – über zu schwache Lumbalextensoren verfügten. Erstaunlich war jedoch das Ausmaß der Schwäche. Beim Training dieser Muskeln wurden Maximalkraftsteigerungen von mehreren hundert Prozent erzielt! Die Höhe des Trainingsgewinns ist der direkte Hinweis auf die vorangegangene Schwäche. Es zeigte sich eindeutig, daß mit normaler sportlicher Tätigkeit und normalem Training diese kritische Muskulatur nicht, oder ungenügend, erfaßt wird. Aufgrund der umfangreichen Tests entwickelten die Wissenschaftler der Universität von Florida ein therapeutisches Konzept, das bei Patienten mit chronischen Rückenproblemen rasch und sicher spektakuläre Resultate zeitigte.

Die MedX-Rückentherapie bis zur Schmerzfreiheit dauert etwa achtzehn Wochen, bei je einmal zwanzig Minuten pro Woche. Zur Erhaltung der Schmerzfreiheit reicht es, wenn alle vier Wochen einmal fünf Minuten trainiert wird. Die Therapie hat seit 1994 unter dem Namen «Medizinische Kräftigungstherapie» auch in Europa Fuß gefaßt. Angesichts der Tatsache, daß jeder zweite im Alter zwischen 30 und 50 an Rückenbeschwerden leidet, könnte man annehmen, daß sich diese Therapie rasch verbreitet. Dem ist nicht so. Die Therapie hat nämlich eine Schwäche: sie funktioniert.

Alle Jahre zweimal – meist im Frühling und im Herbst – suchen die «Hexenschuß»-Patienten ihren Arzt auf. Diese Patienten sind eine wiederkehrende, budgetierbare und deshalb beliebte Einnahmequelle. Spritzen, Fangopackungen, Bäder, Massagen und unzählige andere passive Maßnahmen spenden dem Patienten die Linderung und dem Arzt das Geld. Zwar verschlimmert sich auf lange Sicht der Zustand des Patienten eher, weil eben die Ursache des Leidens – die Muskelschwäche – nicht angegangen wurde. Aber die Frage nach der Wahl der Therapie ist heute – als Resultat einer desolaten Gesundheitspolitik – nicht: «Was nützt hier?», sondern «Was wird von der Kasse bezahlt?». Der mit der medizinischen Kräftigungstherapie behandelte Patient hat diesen Teufelskreis verlassen. Er kommt nicht mehr. Und das ist für nicht wenige Ärzte und Kliniken ein wirtschaftliches Problem. Es muß daher nicht verwundern, wenn im öffentlichen Diskurs das Rückenproblem noch lange Zeit als «multikausales» Mysterium herumgeisterte. Wenn Sie ein Patient mit chronischen Rückenbeschwerden sind, haben Sie selbst mit normalem Krafttraining mehr Chancen auf Erfolg als mit der konventionellen Physiotherapie. Und bevor Sie sich einer Rückenoperation unterziehen, sollten Sie sich bei einem Arzt anmelden, der sich mit der MedX-Technik auskennt. Vielleicht erübrigt sich dann die Operation.

Der Irrtum der Rückenschule

Die Rückenschule versucht über das Einüben von Verhaltensänderungen, kombiniert mit Entspannungstechniken und Dehnungsübungen, Rückenbeschwerden zu verhindern oder gar zu beheben. Das Ziel ist richtig, doch der Weg ist falsch. Mit der Entwicklung koordinativer Fähigkeiten *umgehen* wir das Problem. Indem wir die Schwachstelle – in diesem Fall den Rücken – entlasten, werden wir die Ursache des Leidens, die Muskelschwäche, nicht los. Im Gegenteil. Schonung schwächt. Auch kultivieren wir damit ein hypochondrisches «Rückenbewußtsein»: ängstliche Selbstbeobachtung, Entwicklung einer «Leidenskultur» in der Gruppe (Zauberbergsyndrom), Abhängigkeit vom Therapeuten, Sorge um wirbelsäulengerechtes Mobiliar, Zwangsausrichtung des sozialen Umfeldes der Patienten auf ihr Leiden, ja selbst «rückengerechte» Ernährung gibt es mittlerweile.

Was sind die Resultate der Geschäftigkeit? «Ich habe jetzt mein Rückenproblem besser im Griff» oder «ich kann damit besser umgehen» oder «es hat sich stabilisiert». So etwa lauten die Erfolgsberichte. Aber sind das nicht einfach die Worte und Sätze, die die Patienten von ihren Therapeuten übernommen haben? Was immer sich über Tatsachen sagen läßt, läßt sich klar und deutlich sagen: «Ich habe weniger Schmerzen» oder «ich habe mehr Schmerzen». «Ich bin schmerzfrei» oder «ich bin nicht schmerzfrei».

Einen starken Rücken spüren Sie nicht. Er steht Ihnen zur freien Verfügung. Sie können gehen, wie Sie Lust dazu haben. Sie können sich in jedem Stuhl lümmeln und müssen nicht dasitzen, als hätten Sie einen Besen verschluckt.[11] Sie heben Gegenstände mit geradem oder krummem Rücken. Was kümmert es Sie? Das einzige, worauf Sie achten müssen, ob Sie nun Rückenpatient sind oder nicht: Meiden Sie ruckartige Bewegungen, bewegen Sie sich langsam. Es gibt nichts zu verpassen. Die falsche Haltung, gegen die allenthalben angekämpft wird, ist nicht eine schlechte Gewohnheit wie etwa das Rauchen. Sie ist das Resultat der Muskelschwäche. Indem einzelne Muskeln schneller atrophieren als andere, ergeben sich unausgewogene Spannungsverhältnisse (Dys-

---

[11] Nach neusten Erkenntnissen ist der Druck auf die Bandscheiben gleich hoch, ob Sie gerade oder krumm sitzen. Auch die Haltung im Stehen und Gehen hat keinen nennenswerten Einfluß.

balancen) und damit eine veränderte Haltung. Ändern Sie die Kraft der Muskeln, und Sie ändern damit Ihre Haltung, aber nicht umgekehrt.

Die Wirbelsäule ist zweifellos unsere Schwachstelle. Entwickelt und gebraucht über Jahrmillionen als Brücke, haben wir sie in verhältnismäßig kurzer Zeit zu einem Turm umfunktioniert. Wir vertauschten das stabile Gleichgewicht auf vier Beinen mit dem labilen aufrechten Gang. Das bekommt nicht jedem. Wer sich einen starken Rücken aufgebaut hat, kann sich allerhand erlauben. Und wenn trotzdem Schmerzen auftauchen? Dann ist es nicht mehr dasselbe. Die Schmerzen haben ihren Schrecken verloren und verschwinden rasch wieder, sie werden verkraftet wie ein gewöhnlicher Muskelkater.

Krafttraining als Medikament

Stellen Sie sich vor, Ihr Arzt rät Ihnen, ein Medikament zu nehmen. Sie fragen ihn nach dem Namen des Medikaments und nach der Dosis, die Sie benötigen. Er sagt: «Spielt keine Rolle. Hauptsache, Sie nehmen etwas.» Eine unmögliche Situation, meinen Sie? Und doch verhält sich der Arzt genau so, wenn er zum Patienten sagt: «Sie sollten etwas tun für Ihre Gesundheit. Sie brauchen Bewegung.»

Gleich einem Medikament hat das Krafttraining eine Dosierungsbandbreite. Zuwenig nützt nichts, zuviel schadet. Ich habe Athleten erlebt, die nach einem Jahr regelmäßigen Trainings zwanzig Prozent schwächer waren als zu Beginn, ohne daß sie oder ihre Trainer etwas merkten. Die sportliche Trainingspraxis strotzt vor Torheiten dieser Art. Viele Athleten haben nicht wegen, sondern trotz ihrer Krafttrainingsmethode Erfolg. Ein vorzügliches genetisches Rüstzeug macht eben manches wieder gut. Produktives Krafttraining ist kurz, zuweilen sehr kurz, aber intensiv. Zweimal zwanzig bis dreißig Minuten pro Woche reicht. Mehr wäre Zeit- und Energieverschwendung.

5 Von der Steinhantel zur Kraftkurve

Die alte Idee vom neuen Körper

Konfuzius (521 v. u. Z.) soll nach dem Prinzip des progressiven Widerstandes trainiert haben. Während der Chou-Dynastie (1122 bis 249 v. u. Z.) bestand der Eintrittstest in die Armee im Heben schwerer Gewichte. Wandbilder aus dem alten Ägypten (um 3000 v. u. Z.) zeigen Frauen und Männer beim Krafttraining. Der Grieche Milon von Kroton, ein Freund des Pythagoras, trainierte seine Kraft, indem er täglich ein Stierkalb hochhob. Das Kalb wurde schwerer und Milon stärker. Als das Kalb sich schließlich zum Stier ausgewachsen hatte, war Milon der stärkste Mann Griechenlands. Von 532 bis 516 war er ununterbrochen olympischer Sieger im Ringkampf.[12]

In Südasien wurden bereits im ersten Jahrhundert Steinhanteln mit filigran gearbeiteter Oberfläche benützt. Offenbar waren diese Geräte über Generationen in Gebrauch; die Besitzer gravierten ihren Namen ein, bevor sie die Hantel weitergaben (Abb. 4).

---

[12] Milon war ein philosophisch hochgebildeter Mensch. Die Gemeinschaft der Pythagoreer, der er angehörte, lebte nach dem Ideal der Harmonie. Leider ist seine von griechischen Historikern gelobte Schrift «physika» nicht mehr vorhanden.

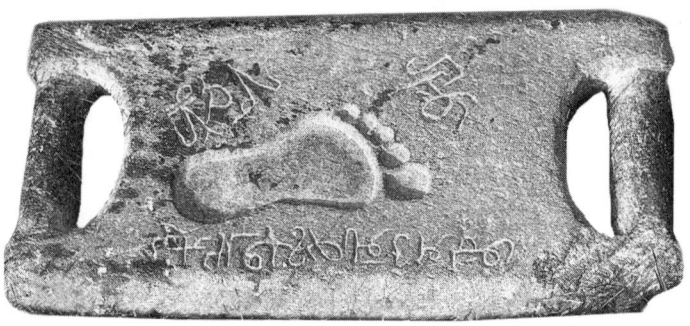

4 Diese etwa 2000 Jahre alte Steinhantel stammt aus dem süd-asiatischen Raum.

Die Römer institutionalisierten Körpertraining in ihren Thermen. Trotzdem ist zur römischen Körperkultur erstaunlich wenig überliefert. Die Skulpturen in den italienischen Museen lassen jedoch keine Zweifel aufkommen, daß die dargestellten Körper durch methodisches Training geformt wurden. Mit dem Zerfall des römischen Reiches gewannen die christlichen Eiferer die Oberhand und demontierten das heidnische Kulturgut. Man setzte nun andere Prioritäten. Die Ausrichtung auf das Jenseits und eine daraus resultierende Verachtung des Körpers kennzeichnen das europäische Mittelalter.

1816 veröffentlichte der Deutsche Ludwig Jahn (1778 bis 1852) eine erste methodische Zusammenfassung des vorhandenen Wissens zum Thema Körpertraining. In seinem Werk «Die deutsche Turnkunst» (Berlin 1816) beschreibt er präzise das damalige Übungsgut. Doch das Kapitel «Der Geist der Turngesetze» zeigt, daß der Körper zwar aus dem Verlies mittelalterlicher Verachtung hervorgeholt und restauriert wurde, doch nicht etwa zum Wohle des Individuums,

sondern zu übergeordneten, unpersönlichen Zwecken.
«Aber im Gegenteil darf man nie verhehlen, daß des deutschen Knaben und deutschen Jünglings höchste und heiligste Pflicht ist, ein deutscher Mann zu werden und geworden zu bleiben, um für Volk und Vaterland kräftig zu wirken, unseren Urahnen, den Weltrettern, ähnlich. So wird man am besten heimliche Jugendsünden verhüten, wenn man Knaben und Jünglingen das Reifen zum Biedermanne als Bestrebungsziel hinstellt. Das Vergeuden der Jugendkraft und Jugendzeit durch entmarkenden Zeitvertreib, faultierisches Hindämmern, brünstige Lüste und hundswütige Ausschweifungen werden aufhören – sobald die Jugend das Urbild männlicher Lebensfülle erkennt.» (S. 179/180) Der Körper wurde gerade so weit befreit, als er der Wehrhaftigkeit dienstbar war. Die Sexualität blieb so verteufelt wie im Mittelalter, und für Frauen blieb bei so viel «Lebensfülle» kaum mehr Platz in diesem Weltbild.

Mitte des neunzehnten Jahrhunderts bis zum Anfang des zwanzigsten war die Zeit der «Systeme». Kraftmenschen zeigten ihre Kunststücke im Varieté und boten Geld jenen, die sie wiederholen konnten. Dazu war die reine Muskelkraft zwar eine Voraussetzung, nicht aber die für das Gelingen ausschlaggebende Fähigkeit. Diese Kraftakte waren zum Teil sehr komplex und erforderten ein hohes Maß an Geschicklichkeit. Jeder Kraftmensch hatte seine eigene, von ihm und für ihn entwickelte Nummer. Eine Standardisierung, wie man sie heute im Sport kennt, gab es nicht. Jeder dieser Schausteller hatte sein «System» mit der dazugehörenden Lebensgeschichte. Diese folgte stets etwa dem gleichen Muster. Der Supermann war einmal ein kränklicher, schwacher und manchmal gar noch ein armer Junge. Doch dann entdeckte dieser schwache, kranke, arme Junge das Geheimnis, wie er es zu Kraft, Schönheit und Reichtum bringen würde. Mit viel Disziplin gelangte er dahin. Sein Geheimnis stellte er nun in uneigennütziger Weise jedem zur Verfügung, der die dazu nötige innere Reife erlangt hatte und auch bereit war, dafür zu bezahlen.

Eugen Sandow (1867–1925) – mit bürgerlichem Namen Karl Friederich Müller – war ein solcher «Systemarchitekt». Er war der erste, der nicht mehr nur mit Kraftleistungen imponieren wollte, sondern mit seiner körperlichen Erscheinung. Er gilt als der eigentliche Erfinder des Bodybuilding. Er wurde in Amerika mit seinem Körper berühmt und hat auch die Intellektuellen seiner Zeit begeistert. Der Schriftsteller und Erfinder von Sherlock Holmes, Sir Arthur Conan Doyle (1859–1930), äußerte damals die Ansicht, daß kaum jemand mehr für seine Generation geleistet hätte als er.

Charles Atlas (1892–1972) – einer der letzten «Supermänner» dieser Ära – betrieb sein Geschäft als Fernunterricht. Er verkaufte über drei Millionen Kurse.

Mit dem zwanzigsten Jahrhundert begann der Aufstieg des institutionalisierten Sportbetriebes und der Sportindustrie. Die starken Männer gerieten allmählich in Vergessenheit. Der Massensport hat vermutlich seinen Zenit in den achtziger Jahren dieses Jahrhunderts überschritten. Neues bereitet sich vor. Die Verbreitung völlig neuer Trend-Sportarten und Freizeitvergnügen, manchmal abwertend als «narzißtisch» bezeichnet, weist auf eine Wiederkunft individualistischer und hedonistischer Vorlieben und auf einen anderen Zeitgeist; ungleich jenem, der das Aufkommen des Massen(schau)sports ermöglichte.

Früher war es nicht besser

Moderne Trainingsgeräte mögen dem Uneingeweihten als Manifestation des Absurden erscheinen. Irritierend wirkt auch der immer häufigere Gebrauch des Wortes «Maschine» anstelle von «Gerät». Unter Maschinen stellt man sich normalerweise Apparate vor, die uns von Muskelarbeit befreien, während hier offensichtlich die gegenteilige Absicht verfolgt wird.

Inmitten einer Welt, die (wieder einmal) das Natürliche beschwört und gleichzeitig die Ressourcen der Natur plündert, Technik verteufelt und doch immer abhängiger von ihr wird, ist ein Bekenntnis zur Technik erklärungbedürftig.

In Unwissen und romantischer Vergangenheitsverklärung gründet die Meinung, Körpertraining sei nur deshalb nötig, weil wir nicht mehr körperlich arbeiten, degeneriert seien und die natürliche Beziehung zu unserem Körper verloren hätten. Früher, als Bauern, Fischer und Jäger, hätten wir so etwas nicht nötig gehabt. Unsere Vorfahren wären sozusagen auf natürliche Weise gesund gewesen und geblieben. Das Gegenteil trifft zu. Unsere Vorfahren waren fast alle in erbärmlichem Zustand. Nahrungsmangel, fehlende Hygiene, frühzeitiger Zerfall der körperlichen und geistigen Kräfte durch – jawohl – körperliche Arbeit. *Das* war früher normal. Es ist ein Irrtum anzunehmen, körperliche Arbeit sei grundsätzlich gesund. Sich regen bringt nicht einfach Segen. Körperliche Arbeit ist durchwegs einseitig und führt über kurz oder lang zu sogenannten muskulären Dysbalancen, ist zu umfangreich und führt zur nicht regenerierbaren Abnützung des Bewegungsapparates; sie ist zu wenig intensiv (eben weil zu umfangreich) und *löst keine Regenerationskräfte im Sinne*

eines Trainingseffektes aus. Daß uns heutigen Menschen körperliche Arbeit, zum Beispiel als Freizeitbeschäftigung, innere Befriedigung verschaffen kann, ist unbestritten. Doch hat
solches Tun nichts mit dem Lebenskampf des mittelalterli-
chen Bauern oder Fischer gemein.

Die Entwicklung der Trainingstechnik

Der Zweck eines Trainingsgerätes besteht darin, unseren Bewegungen Widerstand entgegenzusetzen. Je vollkommener
es dies leistet, desto besser fällt der Trainingseffekt aus. Im
(fiktiven) Endpunkt der technischen Entwicklung stünde somit ein Gerät, das einem Außenskelett beziehungsweise einem funktionalen Abbild, einem «Negativ» unseres Bewegungsapparates, gleichkommt: es würde allen Muskeln
gleichzeitig und in allen Gelenkwinkeln während der Bewegung den adäquaten Widerstand entgegensetzen.

Autos sind keine Kutschen. Trotzdem sahen die ersten
Autos wie Kutschen aus. Warum? Weil die frühen Autobauer
tatsächlich eine Kutsche bauen wollten; eine Kutsche allerdings, die selbst fährt. Sie ersetzten das Pferd durch einen
Motor. Erst allmählich hat sich die Kutsche zum Auto ge-
wandelt, indem sich die Techniker vom Klischee der Kutsche
lösten, um den völlig anders gearteten Anforderungen, die
ein Motorantrieb stellt, gerecht zu werden. Dahin mußten sie
aber erst einmal gelangen. Auf das Körpertraining übertragen heißt dies, man soll nicht mehr versuchen, das vorhan-
dene Gerätematerial – Hanteln, Reck und Barren und so weiter – zu verbessern, da diese Geräte ursprünglich nicht als
Trainingsgeräte gedacht waren, sondern zu *Demonstrations-
zwecken* dienten. Die Frage des Gerätebauers muß lauten:

Was sind die anatomischen und physiologischen Anforderungen des Muskels? Was muß ein Gerät können, um diesen Anforderungen gerecht zu werden?

Eine Entwicklungsgeschichte der Technologie des Körpertrainings steht noch aus. Sie ließe sich in vier Stufen gliedern.

1. Freiübungen

Gemeint sind Übungen, die keine Geräte erfordern, höchstens Requisiten zu Darstellungszwecken. Diese Übungen haben Beschwörungscharakter, sie sind Ausdruck und machen Eindruck. Das ist ihr Zweck. Hochspringen aus der Hockstellung (zum Erschrecken von Feinden), Sprünge und Würfe, Unterwerfungs- und Demutsgesten und Kampfbewegungen. Diese Bewegungselemente finden sich eingebunden im Kontext von Tanzritualen, Ballettaufführungen, Truppenparaden, Gruppenturnen, Aerobic-Stunden und Zeremonien aller Art. Obwohl nach außen gerichtet, zeitigen sie als Nebeneffekt eine erhöhte Leistungsbereitschaft des Individuums. Der mit Freiübungen erzielbare Trainingseffekt ergibt sich aus der Überwindung des Widerstandes, den die Erdanziehung dem Bewegen des eigenen Körpers entgegensetzt.

2. Widerstandsübungen

Der bewußte Einsatz äußerer Widerstände, etwa von Steinen, Baumstämmen oder lebenden Körpern, weist auf eine höhere Erkenntnisstufe: auf die Einsicht, daß der Mensch am Widerstand wächst. Hier wird tatsächlich trainiert – nicht mehr demonstriert.

3. Übungen mit progressivem Widerstand

Der nächste Schritt bestand in der kontinuierlichen Erhöhung der Belastung, das heißt in der Auswahl oder Herstellung von eigentlichen Trainingsgeräten mit unterschiedlichem Gewicht beziehungsweise Schwierigkeitsgrad. Die ersten Hanteln der Neuzeit bestanden aus je zwei Kanonenkugeln, verbunden mit einer Eisenstange. Kanonenkugeln gab es in unterschiedlichen Größen, so daß Hanteln unterschiedlichen Gewichts gefertigt werden konnten. Doch mußten für ein Training viele Hanteln, leichtere und schwerere, bereitliegen. Die Erfindung der Scheibenhantel schaffte hier einen praktischen Fortschritt. Sie erlaubt ein rasches Verändern der Belastung, durch müheloses Zufügen oder Entfernen der Eisenscheiben.

Die Form der Hantel weist auf ihre ursprüngliche Funktion und die Intention ihrer Anwender: Nur in dieser handlichen Form können derart imposante Lasten gehoben werden.

4. Übungen mit sich veränderndem Widerstand

Es ist bezeichnend, daß das erste reine Trainingsgerät (Abb. 5) von einem Arzt entwickelt wurde. Dr. Max Herz (* 1865) ließ um die Jahrhundertwende bei der Firma Rossel, Schwarz & Co. in Wiesbaden nach eigenen Plänen Geräte für die Krankengymnastik anfertigen, die einen Widerstand aufwiesen, der sich während der Bewegung des Trainierenden ändert, und zwar in einer Weise, wie sich dessen Kraft während der Bewegung verändert. Offenbar war sich Dr. Herz bewußt, daß die Kraft nur in jenem Gelenkwinkel zunimmt, der überschwellig belastet wird. Im Sinne der Gelenkfunktionen ist es aber erforderlich, die Kraft über den ganzen Bewegungsausschlag (oder die Bewegungsamplitude) zu entwik-

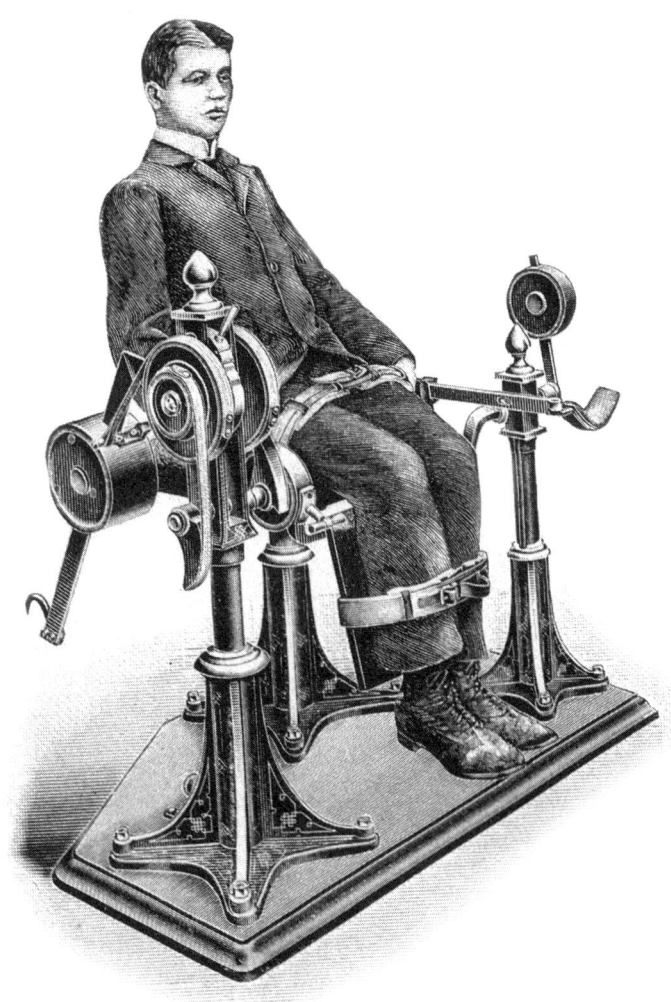

5 Das Beinstreckbeugegerät von Dr. Max Herz, gebaut gegen
Ende des 19. Jahrhunderts, ist eines der ersten Trainingsgeräte,
deren Widerstand sich während der Bewegung der natürlichen
Kraftkurve entsprechend ändert.

keln. Dr. Herz hatte die dafür nötigen *Kraftkurven* an den verschiedenen Gelenken des menschlichen Körpers ermittelt und das Problem schließlich mechanisch einwandfrei mit einem exzentrischen Rad (Nocken) gelöst, das das Drehmoment der zu bewegenden Kurbel in den unterschiedlichen Gelenkwinkeln vorgab.

Die Idee von Dr. Herz ging verloren. Nicht etwa, weil sie unrichtig gewesen wäre, sondern weil der Erste Weltkrieg mit den damit zusammenhängenden materiellen Nöten andere Prioritäten setzte.

1972 entwickelte Arthur Jones, der heute in Florida lebende Erfinder und Unternehmer, ein Trainingsgerät, das die Idee von Dr. Herz beinhaltete, ohne daß Jones je von ihm gehört hatte. Jones erfand die *Pullover*-Maschine, ein Gerät zum isolierten Training des großen Rückenmuskels. Im Gegensatz zu den bisher für diesen Muskel verwendeten Übungen (Klimmzüge, Zugapparate, Ruderübungen) setzte die *Pullover*-Maschine den Widerstand direkt am Oberarmknochen, der vom großen Rückenmuskel bewegt wird, an. Damit wurde zum ersten Mal ein direktes, nicht durch vorgelagerte schwächere Muskeln (zum Beispiel Bizeps) beeinträchtigtes Training dieser wichtigen Muskeln möglich.

Unter dem Markennamen «Nautilus» baute Jones in der Folge etwa vierzig weitere Geräte nach demselben Prinzip für die meisten Bewegungsfunktionen des menschlichen Körpers. Die Firma Nautilus wurde in wenigen Jahren zum Marktführer auf dem Trainingsgerätemarkt. Die Konkurrenz war vollauf damit beschäftigt, die Nautilus-Geräte nachzubauen. Dies führte zu grotesken Situationen. Es erschienen zum Beispiel Nachbildungen der Prototypen von Jones als neuste Errungenschaft auf dem Markt, Prototypen,

die bei Jones gar nie das Produktionsstadium erreichten, weil
er sie als ungenügend verworfen hatte.

Es ist unbestreitbar das Verdienst Arthur Jones, daß sich
die Idee des sich verändernden Widerstandes als Entwick-
lungsschritt durchgesetzt hat, was allerdings nicht bedeutet,
daß das Prinzip auch überall verstanden wurde. Eine Ursache
für den Erfolg von Nautilus war sicherlich auch die Tatsache,
daß diese Geräte völlig anders *aussahen* als alles bisher Da-
gewesene. Sie sahen anders aus, weil sie entwickelt wurden,
um ein bestimmtes biomechanisches Problem zu lösen.

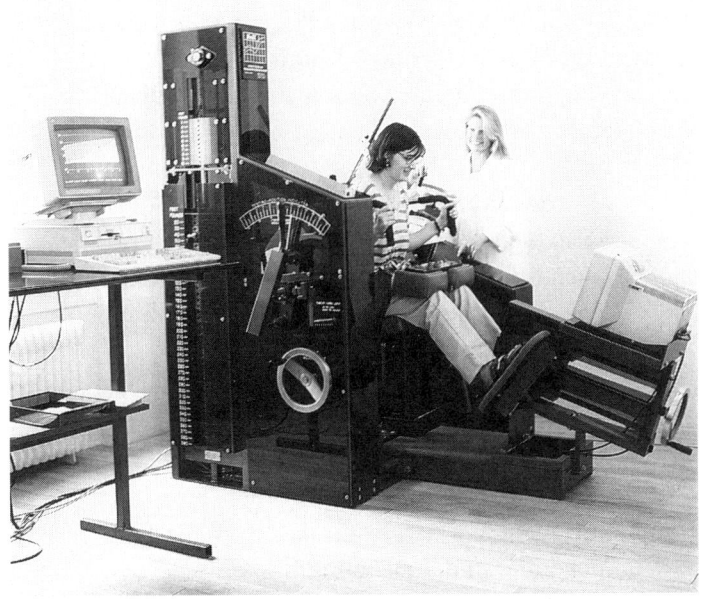

6 Fünfundzwanzig Jahre nach dem ersten Nautilusgerät gelang
Jones ein zweiter Durchbruch. Mit der MedX-Lumbar-Extension-
Maschine zur Behandlung von chronischen Rückenbeschwerden
hat das Krafttraining dort Einzug gehalten, wo es den größten
Nutzen bringt: in der Medizin.

Braucht es «Cardio»-Geräte?

Es war im Jahre 1956. Wir Box-Junioren bekamen einen neuen Gymnastiktrainer. Der kleine, agile Mann, im für uns damals unvorstellbaren Alter von fünfundvierzig Jahren, legte ein Tempo vor, dem keiner von uns gewachsen war. Grund genug, auf ihn zu hören. «Euch fehlt einfach die Kondition. Seilspringen, Seilspringen und nochmals Seilspringen! Das Springseil ist das Trainingsgerät für das Herz!» So lautete sein Rat. Und tatsächlich: Nachdem wir uns fünfzehn Minuten (fünf mal drei Minuten) tägliches Seilspringen angewöhnt hatten, schafften wir das Pensum spielend. Das Seilspringen war unser «Cardio»-Training.

Vierzig Jahre später werden mir zum selben Zweck, dem damals das Springseil diente, Geräte angeboten, die

1. ab 3000 Mark, also etwa das Tausendfache eines Springseils, kosten;
2. einen Raum beanspruchen, der dem Geschirrschrank eines bürgerlichen Wohnzimmers gleichkommt;
3. nicht nur die Energie des Trainierenden, sondern zusätzlich solche aus der Steckdose verbrauchen;
4. den Körper in eine physiologisch ungünstige Position zwingen;
5. nur die Muskeln des Unterkörpers belasten;
6. nur während der Kontraktion Widerstand bieten, nicht aber in der Dehnungsphase;
7. die Bewegungsreichweite der Gelenke nicht nutzen und damit die physiologische Kraftkurve ungünstig verändern.

Lediglich der letzte Minuspunkt dieser Liste trifft auch auf das Springseil zu. Also warf ich die ersten Angebote, die mir unverlangterweise zukamen, in den Papierkorb. Doch der Druck wurde stärker. Ich müßte mit der Zeit gehen – oder würde untergehen, so äußerten sich die Anbieter solcher Geräte; selbst altgediente und verdiente Mitarbeiter in meinem Unternehmen sorgten sich. Was war hier los? War dies (schon) meine Demenz? Oder die der andern, der Branche, eine kollektive Demenz sozusagen? Ich ging in mich, kam und komme auch heute stets zur gleichen Schlußfolgerung:

Um den Kreislauf zu trainieren, brauchen Sie frische Luft. Sonst nichts. Wenn Sie unbedingt Geld ausgeben wollen, kaufen Sie sich ein Springseil. Es gibt kostenlose und hocheffiziente Möglichkeiten, Ihr Herz auf Touren zu bringen. Die wohl sinnvollste: das Gehen den Berg hinauf. Im Gegensatz zum Joggen setzen Sie damit Ihre Gelenke keinen Schlägen aus. Auch ist es beim Gehen einfach, anhand des Sekundenzeigers der Armbanduhr den Puls zu überprüfen: 170 Schläge pro Minute minus Ihr halbes Alter gilt zur Zeit als trainingswirksame Frequenz. Ein weiterer, zwar nicht quantifizierbarer, aber erlebbarer Vorzug: Sie sind im Freien. Gehen Sie in den Wald, solange wir ihn noch haben!

6 Die Seele der Muskeln

Wahrnehmung des eigenen Körpers

Im Vergleich mit Tieren – selbst unseren nächsten Verwandten, den Menschenaffen – dauert unsere Kindheit unverhältnismäßig lange. Anthropologen und Biologen erklären dies damit, daß uns die Instinkte weitgehend fehlen und an deren Stelle das Lernen getreten sei. Tatsächlich erscheint die Lernfähigkeit des Menschen nahezu unbegrenzt. Natürliches Lernen mußte im Laufe der Kulturentwicklung dem systematisierten, methodischen Lernen weichen. Dabei fällt auf, daß die Systematisierung und schließlich Professionalisierung menschlicher Tätigkeiten gewissermaßen von außen nach innen vor sich ging. Mathematik, Astronomie, Geometrie und Physik waren schon im Altertum systematisiert und wurden von Spezialisten betrieben. Die Forschung bewegte sich über die Jahrhunderte in konzentrischen Kreisen auf den Menschen zu. Im Mittelalter noch war es bei Todesstrafe verboten, menschliche Leichen zu sezieren. Die katholische Kirche widersetzte sich damals wie heute dem Fortschritt; wohl wissend (oder ahnend), daß wachsendes Wissen Erosion ihrer Machtbasis bedeutet.

Gegen Ende des letzten Jahrhunderts litt der australische Sänger und Schauspieler Frederick Matthias Alexander (1869–1955) unter periodischen Atembeschwerden und Heiserkeit. Ihm fiel auf, daß diese Anfälle nur beim Rezitieren auftraten, nie beim gewöhnlichen Sprechen. Er schloß daraus, daß er seine Stimme beim Rezitieren möglicherweise anders als beim Sprechen, nämlich *falsch* gebrauchte. Er beobachtete sich beim Rezitieren im Spiegel und stellte fest: Er spannte seine Nackenmuskeln an, drückte übermäßig auf den Kehlkopf und saugte den Atem so ein, daß ein Geräusch entstand. In der Folge übte er das Loslassen der Nackenmuskeln beim Rezitieren. Dadurch verschwanden auch die beiden andern beobachteten Symptome, und die Stimme versagte nicht mehr.

Aber Alexander beobachtete auch noch, daß er beim Anspannen der Nackenmuskeln seinen Brustkorb anhob, seinen Rücken zusammenzog und sich kleiner machte, kurz – daß sein ganzer Körper ein (Muskel-)Spannungsfeld darstellte, in dem alle Muskeln einander gegenseitig beeinflußten. Alexander baute sein System des Unterlassens (unnötiger Muskelanspannungen) und des richtigen Gebrauchs des Körpers zu einer Heilmethode aus und wurde – nicht zuletzt durch seine prominente Kundschaft – berühmt.

Als Krafttrainer machte ich ähnliche Beobachtungen wie Alexander. Die meisten Anfänger sind nicht in der Lage, einzelne Muskeln anzuspannen und gleichzeitig die anderen loszulassen. Das ist auch der Grund dafür, daß sie die Übungen am falschen Ort spüren, beispielsweise im Nacken statt in den Beinen, oder in den Armen statt am Rücken. Das ist nicht deshalb so, weil sie verkrampft sind, sondern weil sie nicht gelernt haben, mit dem Körper richtig umzugehen.

Machen Sie bitte folgendes Experiment: Betrachten Sie Ihre geöffnete Hand. Beugen Sie den kleinen Finger, *ohne daß der Ringfinger sich ebenfalls bewegt.* Gelingt es Ihnen auf Anhieb? Dann haben Sie die Muskeln Ihrer Hand unter

Kontrolle. Andernfalls üben Sie; nach zwei bis fünf Minuten können Sie es auch. Es ist nicht nur dem Krafttraining förderlich, wenn Sie die Fähigkeit entwickeln, Ihre Muskeln nach Belieben anzuspannen und loszulassen. Es gilt heute als erwiesen, daß es eine Art Korrespondenz zwischen unserem muskulären und unserem seelischen Zustand gibt. Betätigen Sie Ihre Lachmuskeln, und es wird Ihnen zum Lachen zumute. Vollführen Sie Gesten des Zorns, und Sie werden Gefühle des Zorns entwickeln.

Das Innewerden des eigenen Tuns, seine bewußte Wahrnehmung und damit die Möglichkeit einer Korrektur des seelischen Befindens war das Thema des Naturwissenschaftlers Moshé Feldenkrais (1904–1984). Er schreibt in seinem Werk «Der Aufrechte Gang»: «Ein jeder bewegt sich, empfindet, denkt, spricht auf die ganz ihm eigentümliche Weise, dem Bild entsprechend, das er sich im Lauf seines Lebens von sich gebildet hat. Um Art und Weise seines Tuns zu ändern, muß er das Bild von sich ändern, das er in sich trägt.» (S. 33) Feldenkrais lehrte – wie Alexander – den richtigen Gebrauch (engl. *Use*) des Körpers.

Die beiden Methoden liegen gleichsam auf der einen Seite einer Skala, Krafttraining auf der entgegengesetzten. Hier konzentriertes Unterlassen, da konzentriertes Tun. Die *Kombination* hat nachgerade betriebswirtschaftliche Bedeutung für den Körper: Eine Methode senkt die Energie-«Kosten» durch den ökonomischen Gebrauch des Bewegungsapparates, die andere erhöht sein Kraft-«Vermögen».

Unser Doppelleben

Der Organismus von Säugetieren – also auch von uns Menschen – befindet sich stets in einem von zwei Zuständen: dem Sympathikus oder dem Parasympathikus. Der Sympathikus ist der Arbeitszustand. Schaltet er sich ein, steuert der sympathische Strang des vegetativen Nervensystems in unserem Körper eine ganze Reihe von Vorgängen mit dem einen Ziel: rasche Erstellung der Bereitschaft zu Angriff oder Flucht. Die Blutmenge verschiebt sich von den inneren Organen nach außen, in die Muskeln. Die Verdauungsorgane stellen ihre Arbeit ein. In diesem Klar-zum-Gefecht-Zustand ist die Welt eine andere als im Zustand der Erholung, dem Parasympathikus.

Der Übergang in die Erholungsphase erfolgt beim gesunden Organismus ziemlich rasch, so, als würde im Nervensystem ein Schalter gedreht. Hunger meldet sich, ebenso ein Verlangen nach Ruhe. Das Blut kehrt von den äußeren Regionen in den Verdauungstrakt zurück, der Adrenalinspiegel senkt sich, leichte Müdigkeit stellt sich ein.

Diese Gezeiten in unserem Tagesablauf spielen sich weitgehend ohne unser Zutun ab. Ein Relikt aus grauer Vorzeit wohl, jedoch von ungebrochener Wirksamkeit. Physiologisch richtig wäre es, jede Phase so lange auszuleben, bis sich die andere von selbst einschaltet – ein Idealzustand, den man nur noch bei Tieren und einigen Naturvölkern beobachten kann. Die Eindeutigkeit, mit welcher ein Organismus jede Phase lebt, ist ein Kriterium seiner Funktionsfähigkeit.

Zweigleisigkeit deutet auf eine Verwirrung des zentralen Nervensystems. Der Mensch verharrt in einer Art Halbspannung der Muskulatur. Weder ist er bei voller Leistungsbereitschaft (geistig wie körperlich), noch kann er abschalten und sich entspannen. Spannungszustände der Muskulatur, die nicht durch Arbeit gelöscht werden, führen langfristig zu Gesundheitsschäden. Den Gestreßten zuzurufen, sie sollen sich doch endlich mal entspannen, hat wenig Sinn. Ihnen fehlt die Voraussetzung – die wirkliche Anspannung. Denn ihr folgt die Entspannung unmittelbar nach.

Nach meinen bisherigen Erkundungen besteht noch keine wissenschaftliche Arbeit, die sich mit der unterschiedlichen Wahrnehmung und den seelischen Vorgängen in den beiden Zuständen befaßt. Empfinde und entscheide ich anders, wenn ich verdaue, als wenn meine Muskeln arbeiten? Da gibt es zweifellos Unterschiede. In welchem Zustand kommen uns schöpferische Gedanken? Warum studiert ein voller Bauch nicht gern? Wann ist meine Zeit für anspruchsvolle Tätigkeit? Wer seinen Geist nicht als etwas Abgehobenes, von körperlichen Dingen Unberührtes betrachtet, fände sicher Interesse am eigenen *Mr. Hyde and Dr. Jekyll*-Drama.

Trainieren soll man in der Phase des Sympathikus. Während der Nacht befindet sich der Körper in der Erholungsphase, die etwa eine Stunde nach dem Frühstück ihren Abschluß findet. Im Militärdienst hatten wir einen Frühturner als Vorgesetzten. Um sechs Uhr morgens absolvierten wir ein schweißtreibendes Turnprogramm. Danach wurde das Frühstück aufgetischt. Doch der Appetit war weg. Der Körper befand sich schon im Arbeitszustand. Unser Vorgesetzter ging offenbar von der Annahme aus, daß ein Training um so wirkungsvoller sei, je mehr Selbstverleugnung es erfordere. «No pain, no gain», sagen amerikanische Football-Trainer ihren Sprößlingen, und «ohne Schweiß kein Preis» war schon in unserer Kindheit eine präventive Ermahnung gegen aufkommende Trägheit. Wie man sieht, gedeihen derlei Vorstellungen nicht nur in der geistigen Windstille von Kasernenhöfen, sie beseelen beziehungsweise entseelen noch heute Trainer, Turnlehrer und Erziehungsverantwortliche.

Hohe Muskelspannungen, wie sie das Krafttraining fordert, stellen gleichsam den einen Endpunkt einer Skala dar, der Tiefschlaf den anderen. Dabei ist zu beachten: Umfang und Tiefe der Erholungsphase sind weitgehend determiniert durch die vorangegangene Arbeitsphase. Hohe, kurzzeitige Anspannungen haben entsprechend deutliche Erholungsvorgänge im Gefolge. Umgekehrt aber nicht! Schlaf kann man nicht vorholen. Der Sachverhalt wird gerne umgekehrt dargestellt: «Entspannen Sie sich!» ist ein innerer Widerspruch. Das Paradoxon wird noch deutlicher, wenn von «aktiver Entspannung» die Rede ist. Nur Anspannung ist aktiv. Entspannung ist immer passiv, ist Reaktion. Wer müde ist, gehört ins Bett.

Sisyphos lächelt

«Muß ich mein Leben lang trainieren?» werde ich oft gefragt. Ja. Training ist lebenslänglich. Die Frage könnte ebenso lauten: «Muß ich ein Leben lang atmen?»

Die Tätigkeit, die wir Leben nennen, besteht im Hinausschieben des Todes. Mit jedem Atemzug entscheide ich mich gleichsam weiterzuleben. Indem ich esse, verleibe ich mir die Bindungsenergie anderer Lebewesen ein, Pflanzen oder Tiere, und verursache deren Tod. Auf diese Weise sichere ich mir einige Tage das Überleben. Ich werde zerfallen, habe aber möglicherweise das Leben weitergegeben an meine Kinder. Diese werden auch einmal sterben und deren Kinder ebenfalls. Ein Kreislauf, dessen Zweck nicht jedermann einsichtig ist. Doch verhalten wir uns so, als wüßten wir um seinen

Sinn. Der Kreislauf hat durchaus seine lichten Seiten. Dafür nehmen wir die Mühe in Kauf. Darum lächelt Sisyphos. Er hat erkannt: Das Leben findet nicht dann statt, wenn der Stein oben ist, sondern auf dem Weg dahin. Das Training entbindet mich nicht vom Wälzen des Steins, aber es macht ihn leichter.

Das Sein bestimmt das Bewußtsein – und umgekehrt

Wie man sich bettet, so liegt man, doch auch Bettzeug paßt sich an. Ziel der meisten Sinnproduzenten (Journalisten, Lehrer, Politiker) ist der betreute Mensch. Das liegt wohl im Interesse der Betreuer, nicht aber in meinem. Sicher bin ich ein Produkt dieser Gesellschaft. Dies zu beklagen ist jedoch absurd. Indem ich ja offenbar die Tatsache erkenne, bin ich ihr nicht mehr ausgeliefert, bin ihr *entwachsen*. Es ist an der Zeit, mich um *mich* zu kümmern, statt mit meiner Herkunft zu hadern. Als erstes wäre da mein Körper. Die Muskeln stehen mir näher als das Hemd.

Allein die Entscheidung, etwas für sich zu tun, befreit. Das war nicht immer so. Der Sport war bis in unsere Tage (in der Schweiz) eine militärische Angelegenheit. Wehrtauglichkeit war sein Zweck, die Verwendung des Körpers als Bollwerk gegen den Feind. Wohl emanzipierte sich der Sport und löste sich vom unmittelbaren Kriegszweck. Doch nach wie vor kämpfen die Athleten für *ihre* Nation, *ihre* Stadt oder auch nur für *ihren* Verein. Erst das Bodybuilding und die aus ihm hervorgehende Fitneßbewegung haben das *Individuum* als Nutznießer körperlicher Ertüchtigung ins Zentrum gesetzt. Das ist ein anderer Geist als jener des Sports. Das ist auch ein Grund, warum sich diese Entwicklung am Sport vorbeivollzogen hat, von den Sportfunktionären weitgehend unbemerkt.

Der Mitgliederschwund der Sportvereine wird gerne damit begründet, daß die Verantwortlichen die Entwicklung verschlafen hätten. Das ist nicht richtig. Ihre Wahrnehmung ist – wie bei uns allen – selektiv. Wir nehmen wahr, was wir verstehen, und blenden aus, was sich unserem Verständnis und Interesse entzieht. Das Bodybuilding und die Fitneßbewegung waren nicht eine Entwicklung des Sports in eine bestimmte Richtung. Sie waren etwas Neues, etwas, das mit Sport im ursprünglichen Sinne nichts mehr gemein hat. Von dieser Warte aus wirkt die Beflissenheit vieler (steuerbegünstigter) Sportvereine, die es den «kommerziellen» Sportstudios gleichtun wollen, leicht korrupt, zumindest so lange, bis die Vereine eben wirklich kommerziell geworden sind. Dann allerdings sind sie Vereine *gewesen*.

Warum trainieren nur wenige?

Der «Gebrauchsnutzen» einer erhöhten Muskelkraft ist beträchtlich. Er müßte ausreichen, daß sich die Massen dem Training zuwenden. Dem ist aber nicht so. Wo liegt der Engpaß? Was hindert uns, das zu tun, was wir als richtig erkennen? Gerne wird an dieser Stelle der berüchtigte «innere Schweinehund» bemüht. Ich glaube nicht an ihn. Im Gegenteil, eine Abneigung gegen extensive körperliche Betätigung ist nicht immer unvernünftig. Aber ich vermute, daß die Lethargie in mangelnder Aufklärung und in Mißverständnissen gründet. Hier einige Beispiele:

1. Verwechslung von Training und Sport

Medien vermitteln uns das Bild des Spitzensportlers. Wir hören, wieviel dieser angeblich trainiert, welche Entsagungen er auf sich nimmt und welch starker Wille ihn trägt. Dagegen fühlen wir uns klein und unbedeutend, gänzlich anders als solche Übermenschen. Wir erahnen, daß hierzu ein besonders gearteter Ehrgeiz erforderlich ist, über den wir nicht verfügen (wollen).

Um im Sport erfolgreich zu sein, bedarf es bestimmter genetischer Voraussetzungen und vor allem Übung. Im Gegensatz zu den Konditionsfaktoren Kraft und Ausdauer benötigt die Entwicklung des spezifischen Könnens, der Koordination und der Technik, einen enormen Zeitaufwand. Der entfällt völlig, wenn Sie sich ausschließlich auf jene Faktoren konzentrieren, die für Ihr Aussehen und Ihre Gesundheit von Belang sind: Kraft und Ausdauer.

Ich habe an Dutzenden von Spitzensportlern deren Körperzusammensetzung (Fett/Magermasse) ermittelt. In dieser Beziehung unterscheiden sie sich nicht von anderen Leuten, die trainieren. Ja, es waren sogar Spitzensportler dabei, die ausgesprochen ungünstig zusammengesetzt waren. Es waren eben andere Faktoren, die für deren Erfolg den Ausschlag gaben.

2. Prüfungsängste

Nicht wenige Menschen haben das Schulturnen so erlebt, wie es eben war: schlecht. So schlecht, daß sie sich später von allem, was irgendwie mit körperlicher Anstrengung zu tun hat, abwenden. Es war früher ein seltener Zufall, solcherart Frustrierte beim Krafttraining anzutreffen. Erfreulicherweise entdecken immer mehr Nicht-Sportler, daß es sich beim Krafttraining um etwas anderes als Sport handelt.

«Ich hasse Sport», sagte mir ein Trainierender, als ich

ihn fragte, welche Sportart er betreibe. Warum er denn trai-
niere, hakte ich nach. «Weil es mir guttut. Ich brauche es
einfach.» – «Freut mich, daß Sie das Training mögen», antwortete ich wohl etwas voreilig. «Ich sagte, daß ich es brauche, nicht daß ich es mag. Ich hasse auch das Training!»
brummte er und ging zum nächsten Gerät.

3. Keine Zeit

Das ist das häufigste Argument. Da wir alle gleichviel Zeit
haben – nämlich 24 Stunden pro Tag –, liegt hier ein Denk-
fehler vor. Nicht an der Zeit liegt es, sondern an den Prioritäten. Die Notwendigkeit oder Dringlichkeit einer Sache
kann erst dann eingeschätzt werden, wenn man sich mit ihr
auseinandergesetzt hat. Das Argument wäre zu bedenken,
wäre tatsächlich ein übermäßiger Zeitaufwand erforderlich.

Eine Studie zur Ermittlung der optimalen Trainingshäu-
figkeit für die unteren Rückenmuskeln wurde an der Universität von Florida durchgeführt; sie brachte erstaunliche Resultate. Es wurden fünf Testgruppen gebildet. Die eine Gruppe
trainierte *einmal* pro Woche, die zweite Gruppe *zweimal*, die
dritte *dreimal* und die vierte *einmal alle zwei Wochen*. Die
Kontrollgruppe trainierte nicht. Das Resultat: Einmal, zweimal und dreimal Training pro Woche zeitigte denselben Effekt.
Lediglich die Gruppe, die einmal alle zwei Wochen trainierte,
wies einen etwas (jedoch nicht signifikant) geringeren Kraftzuwachs auf. Ein- bis zweimal pro Woche eine halbe Stunde
reicht. Sollte einem der eigene Körper *das* nicht wert sein?

Gewöhnen statt verwöhnen

Warum geben viele das Training wieder auf? Die Statistiken der Fitneßindustrie zeigen, daß weniger als die Hälfte aller neuen Mitglieder dabei bleiben. Die meisten geben innerhalb der ersten drei Monate auf, bevor sie die ersten Früchte ihrer Bemühungen ernten. Warum? Weil sie sich das regelmäßige Training noch nicht *angewöhnt* haben. Das tönt fast zu einfach, trifft aber vermutlich den Kern. Sehen wir einmal an, was geschieht, wenn sich jemand zum regelmäßigen Training aufgerafft hat.

Zu Anfang ist alles neu und daher interessant bis aufregend. Man wird freundlich angeleitet, lernt nette Leute kennen und spürt an Körper und Seele, daß etwas geht. Ist man erst einmal eingeführt, läßt die Faszination allmählich nach; der Trainingsbesuch verliert seinen Ausgehcharakter, er wird zur Routine. Hier versuchen viele Studiobetreiber, mit Attraktionen unterschiedlichster Art – von der Clubparty bis zum Skiurlaub – die Kunden zu halten. Eine folgenschwere Strategie. Der Aufwand steigt, die Erträge sinken. Denn bald werden auch diese Dinge langweilig, und Neues muß nachgeschoben werden. Der Nachteil für die Kunden: Dieses «Marketing» verhindert eine wichtige Erfahrung, die man als «Physiologie-Erlebnis» bezeichnen könnte. Als «Physiologie-Erlebnis» bezeichne ich jenes heitere und gehobene seelische Befinden während des Trainings, in dem man ganz Körper ist. Dieser angenehme Zustand hält auch nach dem Training noch etwa eine Stunde an. Ich werde ihn aber kaum erreichen, wenn ich jedesmal etwas anderes mache.

Entgegen der gängigen Meinung muß Wiederholung nicht zwingend zu Langeweile führen. Wiederholung kann Vertiefung, Intensivierung, ja den Durchbruch zu einer neuen

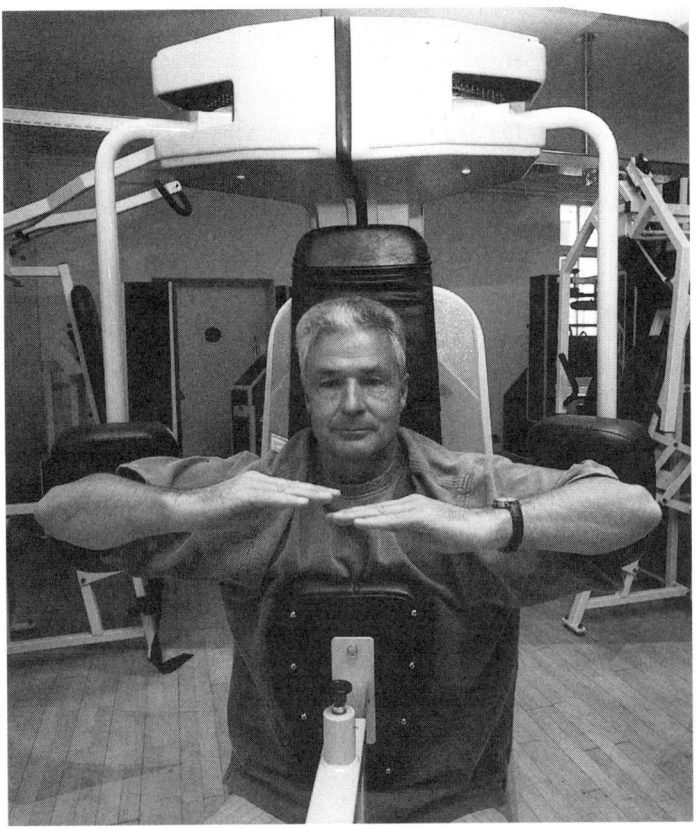

7 Krafttraining ist unspektakulär, beinhaltet aber eine Dramatik, die sich in uns selbst abspielt.

Empfindung oder einer neuen Sicht bedeuten. Viele Menschen nehmen ihren Körper leider erst dann wahr, wenn er Probleme verursacht.

Training *ist* Routine in dem Sinne, daß die Rahmenbedingungen stets dieselben bleiben. Sobald wir jedoch das eigentliche Training, die Übung, betrachten, ist der Verlauf jedesmal ein anderer. Training beinhaltet Dramatik, die sich in uns selbst abspielt. «Das letzte Mal habe ich bei dieser Übung 55 Sekunden geschafft. Heute waren es 60. Letztes Mal hatte ich mit jener Übung besondere Mühe, heute habe ich kein Problem damit. Bei dieser Übung habe ich in der Form etwas geschludert. Ich habe das Zittern[13] nicht erreicht. Da werde ich nächstes Mal aufpassen.» So etwa sehen die feinen Unterschiede von Training zu Training aus. Wer die dazu erforderliche Sensibilität entwickelt hat, empfindet das Training nie mehr als langweilig.

Die Konzentration nach innen auf die arbeitenden Muskeln und Organe wird allerdings beeinträchtigt durch Musik, lautes Reden, schadhafte Geräte, die auch noch Geräusche verursachen – durch alles, was stört. Die Erfahrung zeigt: *Wer ein Jahr geschafft hat, bleibt dabei.*

Vom Wasser haben wir's gelernt

Vor bald zwei Jahrzehnten brachte ich das erste Impedanz-Meßgerät aus den USA nach Europa. Damit kann über den elektrischen Hautwiderstand das Körperwasser gemessen und davon ausgehend die Körperzusammensetzung ermittelt werden. Ich war damals damit beschäftigt, den Leuten klarzumachen, daß es nicht darauf ankommt, wie schwer sie sind, sondern, woraus sie bestehen.

Ich maß in regelmäßigen Abständen die Körperzusam-

---

[13] Gegen Ende einer Übung tritt oft ein Zittern oder «Stottern» im Bewegungsverlauf auf. Es scheint ein Indiz dafür zu sein, daß ein Übergriff auf die Reservefasern stattfindet und folglich ein Trainingseffekt resultiert. Siehe «Das Alles-oder-nichts-Gesetz der Muskeln», Seite 110.

mensetzung von einigen Dutzend Trainierenden, um ihren
Fortschritt, also den Zuwachs an Magermasse (Knochen,
Sehnen und Muskeln), sowie auch den damit meist verbundenen Fettverlust festzustellen. Dabei zeigte sich ein für mich
noch unbekanntes Phänomen. Einige Probanden zeigten
plötzliche Veränderungen, sowohl nach oben wie auch nach
unten. Wohl ist der Wassergehalt des Körpers nie konstant,
sondern buchstäblich im Fluß. Er verändert sich geringfügig,
je nach Tageszeit, nach der Art der aufgenommenen Nahrung und im Gefolge körperlicher Anstrengungen. Wir bestehen schließlich zu zwei Dritteln aus Wasser, das wir permanent zu- und abführen. Die «Schleuse», die unser Körper hier
im globalen Kreislauf des Wassers bildet, bewahrt einen verhältnismäßig konstanten Pegelstand.

Ich stellte fest, daß der Zuwachs an Magermasse nicht
kontinuierlich, sondern in Schüben erfolgt, also in einer Art
Treppenmuster. Besonders hohe Stufen konnte ich bei jenen
beobachten, die das Training nach längerer Pause wieder auf-
genommen hatten. Der Wiedergewinn einmal dagewesener
Muskelmasse ist um ein Vielfaches schneller als der erst-
malige Aufbau. Deshalb erfolgt die Steigerung gewissermaßen im Zeitraffer.

Interessant waren vor allem «Abstürze». Menschen, die
durch regelmäßiges Training gute Magermassewerte erreicht
hatten, verloren plötzlich, innert weniger Tage, aus vorerst
unerklärlichen Gründen zwei bis drei Kilogramm Magermasse. Dieser Verlust war im wesentlichen ein Wasserverlust
der Muskulatur. Ich ging der Sache nach, indem ich Gesprä-
che mit den Betroffenen führte. Es zeigte sich, daß alle irgendein gravierendes Erlebnis hinter oder vor sich hatten:
Scheitern einer Liebesbeziehung, Tod einer nahestehenden
Person, Verlust der Arbeitsstelle, bevorstehendes Examen,

wirtschaftliche Schwierigkeiten – kurz, die ganze Palette an
Ängsten und Widrigkeiten kam vor. Ängste führen zu *Was-*
serverlust. Ich weine, «mache vor Angst in die Hose», verliere «Angstschweiß», mir «trocknet die Kehle aus» und
«bleibt die Spucke weg», oder da «trieft» gar einer von Moral. Umgekehrt hebt die *Wasseraufnahme* offenbar das Le-
bensgefühl: Wir «begießen» ein freudiges Ereignis (es würde
wohl niemandem einfallen, es zu «beschwitzen»). Wir versuchen, jemanden «aufzurichten», wie die Blume, die Wasser
bekommt, er «taut auf», faßt Vertrauen und «übersprudelt»
schließlich vor Freude. Der osmotische Druck in der lebenden Zelle nimmt mit steigendem Wassergehalt zu; dann ist
das Dasein (mit Wasser) «erfüllt» und das Leben ein «pralles
Leben».

Die sogenannte Psychosomatik hätte hier ein interes-
santes Werkzeug, das materielle Substrat psychischer Vorgänge zu messen. Wenn wir sagen, daß Rückenbeschwerden
psychische Ursachen hätten, überspringen wir glatt mehrere
Stufen. Die psychischen Probleme führen zu Wasserverlust;
der Wasserverlust führt zu Muskelschwäche; die Muskelschwäche führt zu Beschwerden; die Beschwerden zwingen
zur Schonung; die Schonung schwächt weiter; die Schmerzen
werden unerträglich und so weiter. Das nennt man einen
Teufelskreis. Wollen wir ihn zurückdrehen – gleichsam wie
einen Film –, müssen wir mit den Muskeln beginnen.

Die Unmittelbarkeit des Widerstandes

Für unseren Bewegungsmangel werden gerne die Erleichte-
rungen durch die Technik verantwortlich gemacht: vom
Auto über die Rolltreppe bis zum elektrischen Büchsenöff-

ner. Doch greift eine solche Schuldzuweisung nicht nur zu kurz, sondern auch daneben. Der Verzicht auf diese Annehmlichkeiten würde kaum etwas am durchschnittlichen Gesundheitszustand der Bevölkerung ändern. All diese Dinge ersparen uns Zeit und verschonen uns vor einseitiger körperlicher Belastung. Ohne den technischen Fortschritt – und der begann schon vor dem Ackerbau – gäbe es keine Kultur. Die Zeit würde uns schlicht fehlen.

Das heißt nicht, daß wir mit der Technik nicht selektiv umgehen sollen. Im Gegenteil. Aber ein anderes, zwar ebenfalls technisches Phänomen, erscheint mir besonders erwähnenswert: die fortschreitende Entwirklichung unserer Welt. Innerhalb weniger Jahre ist unserer Realitätserfahrung, die ja lange eine vorwiegend körperliche Erfahrung war, Konkurrenz erwachsen. Bernd Flessner schreibt dazu in seinem Essay zu Stanislav Lems Vorwegnahme der künstlichen Realität: «Die einst gültige Differenz zwischen Fiktivem und Realem, zwischen Natürlichem und Künstlichem wird im Alltag längst schleichend aufgehoben, keineswegs also seit und durch Cyberspace.» («Die Entdeckung der Virtualität», S. 10) Eine gigantische Verdummungsindustrie, allem voran das Fernsehen, läßt die Wirklichkeit erodieren. Die Inseln der Unmittelbarkeit in unserem Alltag schwinden, Illusion breitet sich aus. *Nicht* fiktiv sind die Kosten dieser Fahrt ins Nirgendwo. Die Verwirrung – nicht die «Informiertheit» – nimmt zu.

Physischer Widerstand ist real, muskuläre Spannung unmittelbar. «Jetzt spüre ich mich wieder, bin wieder so richtig da!» Dieser Satz einer Theologin mittleren Alters nach ihren ersten Erfahrungen mit Krafttraining geht mir nicht aus dem Sinn. Wo war sie denn vorher? Und wieso spürte sie sich nicht?

Max Stirner (1806–1856) hat vor 150 Jahren in einzigartiger Weise das physische Erleben des Realen beschrieben: «Von dem Augenblicke an, wo er das Licht der Welt erblickt, sucht ein Mensch aus ihrem Wirrwarr, in welchem auch er mit allem Andern bunt durcheinander herumgewürfelt wird, *sich* herauszufinden und *sich* zu gewinnen. Doch wehrt sich wiederum Alles, was mit dem Kinde in Berührung kommt, gegen dessen Eingriffe und behauptet sein eigenes Bestehen. Mithin ist, weil Jegliches *auf sich hält*, und zugleich mit Anderem in stete Kollision gerät, der Kampf der Selbstbehauptung unvermeidlich.» («Der Einzige und sein Eigentum», S. 9) Wir brauchen diesen Kampf der Selbstbehauptung wie die Luft zum Atmen. Sich-Tummeln in der Virtualität bietet dafür keinen Ersatz.

7 Grau, aber nötig – die Theorie

Theorien sind Erwartungen. Nach Karl Popper (1902–1994) hat schon das Kleinkind eine Theorie: Es erwartet Pflege. So besehen, gründet unser gesamtes bewußtes Handeln auf Theorien, weil es immer von bestimmten Erwartungen ausgeht.

Auch das Körpertraining basiert auf einer Theorie: Wir erwarten, daß es eine bestimmte Wirkung zeitigt. Um festzustellen, ob eine Theorie richtig oder falsch ist, braucht man eine Methode zu deren Überprüfung. Die heutige Trainingslehre ist in ihrem Selbstverständnis eine empirische, das heißt eine auf Erfahrung beruhende Wissenschaft. Diese Methode der Erkenntnisgewinnung kann zu grotesken Fehlschlüssen führen: Einer trainiert in einer bestimmten Weise und wird Weltmeister. Ein anderer trainiert in gleicher Weise und wird auch Weltmeister. Also ist die Trainingsmethode richtig. Oder etwa nicht? Vielleicht, vielleicht auch nicht. Es kann auch sein, daß die beiden *trotz* und nicht *wegen* ihrer Methode Weltmeister wurden, wenn nämlich andere Faktoren als die trainierbaren ausschlaggebend waren oder alle Wettkampfteilnehmer nach der gleichen falschen Methode trainierten.

Man wiederholt, was man gemacht hat, und es funktioniert wieder. Bei einiger Wiederholung und immer gleichem Ergebnis nehmen wir an, es funktioniere immer und überall.

Solche Schlußfolgerungen bezeichnet man auch als gesunden Menschenverstand. Forschendes Denken beginnt aber erst jenseits dieser Linie. Warum? Nehmen wir an, Sie hätten im Auto einen Mitfahrer, der noch nie im Straßenverkehr war, der vielleicht im Dschungel aufgewachsen ist. Bei Rot halten Sie an. Kurz bevor Grün kommt, fassen Sie zufällig an einen Knopf Ihres Armaturenbrettes, zum Beispiel an jenen des Radios, um den Ton etwas schärfer einzustellen. Wenn Sie ein weiteres Mal vor dem Grünzeichen – wieder rein zufällig – diesen Knopf anfassen, könnte Ihr Beifahrer schon einen Zusammenhang vermuten: Mit dem Knopf am Autoradio schalten Sie die Ampel auf Grün. Bei der weiteren Fahrt würde er vermutlich seine Theorie fallenlassen, weil er erkennt, daß die Ampel auch grün wird, ohne daß Sie den Knopf anfassen. Wäre er aber nach dem zweiten Mal ausgestiegen, hätte er vielleicht etwas gelernt: wie man die Ampel vom Auto aus auf Grün schaltet. Ihr Mitfahrer wäre aus erkenntnistheoretischer Sicht ein Empiriker.

Sicher bin ich erst, wenn etwas *nicht* wahr ist. Wirkliche Erkenntnis ist immer negativ: Man weiß, was *nicht* wahr ist. Nachzuweisen, daß etwas wahr ist, ist müßig und bringt uns nicht weiter. Der moderne Forscher kennt keine Thesen, nur Hypothesen, und diese versucht er durch das Experiment zu widerlegen. «Alles Wissen ist Vermutungswissen», sagt Popper. Er schließt sich damit Sokrates an, der gesagt haben soll: «Das einzige, was ich weiß, ist, daß ich nichts weiß; und auch das weiß ich nicht so genau.»

Die folgenden Abschnitte beinhalten Theorien; funktionierende, (noch) nicht widerlegte Theorien. Einige davon haben einen hohen, andere einen etwas geringeren Wahrscheinlichkeitsgrad. So ist etwa das, was im folgenden über das Körpergewebe gesagt wird, weitgehend erforscht. Die Theorie über die unterschiedlichen Fasertypen und die daraus abgeleiteten Konsequenzen für das Training sind jedoch noch nicht grundlegend geklärt. Noch niemand weiß, was in den Muskelfasern wirklich vor sich geht. Die Theorie über die Kraftkurven ist weitgehend abgesichert, ihre Konsequenzen sind jedoch erst wenigen Fachleuten bekannt.

Woraus wir bestehen

Nach dem heutigen Stand der Forschung begann das, was wir Leben nennen, in der Ursuppe. So nennt man etwas bildhaft die heißen Meere der Urzeit. Winzige molekulare Gebilde hatten die Fähigkeit, sich zu vervielfältigen. Der Einzeller ist das erste, der Vielzeller das zweite wichtige Ergebnis dieser Entwicklung. Die Vielzeller unterscheiden sich von den Einzellern nicht nur durch die Anzahl der Zellen, sondern auch dadurch, daß sich bestimmte Zellen auf bestimmte Aufgaben spezialisiert haben. Diese spezialisierten Zellmassen bilden in Zellverbänden schließlich Organe und Organsysteme, wie zum Beispiel den aktiven und passiven Bewegungsapparat.

Was ist die Zelle? Ein Gebilde, das sich mit einer dünnen und zum Teil durchlässigen Wand (Membran) gegen außen abschottet, jedoch mit der Außenwelt einen selektiven Kontakt pflegt. Einer chemischen Fabrik vergleichbar, tauscht sie Wärme, Nahrung, Sauerstoff, Abfallprodukte und Information mit der Umwelt aus. Im Urmeer war die Flüssigkeit um die Zelle herum wahrhaft unlimitiert. Auch die Zellen unseres heutigen Körpers leben in einer flüssigen Umgebung. Deren Volumen ist jedoch geringer als das Volumen der Zelle selbst. Daß sich die Umwelt der Zelle nicht innert kürzester

Zeit in eine Giftbrühe verwandelt und jedes Leben erstickt,
verdanken wir dem Regulationsmechanismus der Blutversorgung. Wasser und Nahrung werden unentwegt zugeführt,
Stoffwechselendprodukte über den Stuhl und den Urin aus-
geschieden.

Diese Instandhaltungs-Organisation bedarf spezialisier-
ter Organe, gebildet aus spezialisierten Zellen. Als Gewebe
bezeichnet man Zellmassen, die Organe oder andere Körper-
teile formen. Es gibt verschiedene Gewebearten, die jedoch
alle voneinander abhängig sind und erst in ihrem Zusam-
menwirken Leben ermöglichen. Sechs Gewebearten sind hier
von Bedeutung: Epithelgewebe, Bindegewebe, Muskeln,
Knochen, Nerven und Blut.

1. Epithelgewebe

Dieses Gewebe (zum Beispiel die Haut) begrenzt in mehr-
schichtigen Zell-Lagen Körperoberflächen oder Innenflä-
chen von Hohlräumen. Seine Funktion besteht im Schutz des
darunterliegenden Gewebes, der Absorption von Druck und
Sekretion.

2. Bindegewebe

Schützend und stützend umfaßt und durchdringt es den ganzen Körper. Es besteht zum Hauptanteil aus den unelasti-
schen Kollagenfasern. Die elastischen Anteile überwiegen
nur dort, wo es starker Verformung ausgesetzt ist. Bei Ver-
letzungen tritt Bindegewebe als Reparaturstoff auf. Die Natur tut hier oftmals des Guten zuviel, indem unnötige Mengen von Bindegewebe produziert werden, zum Beispiel bei
Narbenbildung. Starke Bindegewebsbildung nach Verletzun-
gen, insbesondere der Hand, kann zu Bewegungseinschrän-
kungen führen.

– Bänder verbinden Knochen miteinander. Sie sind ähnlich aufgebaut wie die Sehnen, haben jedoch einen höheren Anteil an elastischen Fasern, insbesondere jene, die an der Rückseite der Wirbelsäule befestigt sind.

– Knorpel dienen dem Auffangen von Druck oder Schlägen. Knorpel finden sich aufgrund ihrer elastischen Eigenschaften überall dort, wo Verformung gewährleistet sein muß. Knochenenden gehen in Knorpel über, die Bandscheiben sind Knorpel, das Nasenbein endet in einer Knorpelspitze.

– Sehnen übertragen die Muskelkräfte auf die Knochen und werden daher auf Zug belastet. Sie bestehen hauptsächlich aus unelastischem Bindegewebe. Ihr Querschnitt zeigt meist eine runde Form. Die Sehnen der Bauchmuskeln sind jedoch flach und breit.

3. Muskeln

Muskelfasern werden in drei Gruppen unterteilt: glatte, unwillkürliche Muskelfasern, zum Beispiel für die Verdauungstätigkeit, quergestreifte, willkürliche für die Bewegungen des Skeletts und die Herzmuskelfasern, die zwar auch quergestreift, dem Willen jedoch nicht zugänglich sind. Die Muskulatur insgesamt besteht hauptsächlich aus willkürlichen Muskelfasern, was bedeutet, daß sie prinzipiell unserem Willen zugänglich ist. Als Organ betrachtet, enthält sie jedoch einen beträchtlichen Anteil an Bindegewebe, Blutgefäßen und Nerven.

4. Knochen

Sie sind das härteste Stützgewebe. Die Knochen verdanken ihre Stabilität einem bestimmten Anteil an Salzen. Ein salzfreier, entkalkter Knochen wird biegsam. Unterernährung,

Vitaminmangel oder hormonelle Störungen können Knochenerweichung verursachen, wie dies beispielsweise bei der Rachitis zu sehen ist. Die Knochen leben. Mit Krafttraining werden sie stärker, Mangel an Widerstand schwächt sie.

5. Nerven

Das Nervensystem dient der körperinternen Kommunikation und Koordination. Stromkabeln vergleichbar, durchziehen die Nerven unseren Körper in unterschiedlicher Dichte. Die Leitungsgeschwindigkeit ist im Vergleich zum Stromkabel nicht allzu beeindruckend: 0,5 bis 2 Meter pro Sekunde. Erstaunlich hingegen ist die Anzahl der Zellen. Allein unsere graue Hirnsubstanz wird auf etwa 150 Milliarden Zellen geschätzt. Das kleinste Gewebebestandteil des Nervensystems heißt Neuron. Die kleinste Funktionseinheit wird «Reflexbogen» genannt.

6. Blut

Als Vehikel von Sauerstoff, Kohlensäure, Nährstoffen, Vitaminen, Hormonen und Abbaustoffen erfüllt das Blut eine Vielzahl unterschiedlichster Funktionen. Unsere Blutmenge liegt bei etwa fünf Litern. Verluste ab zwei Liter bedeuten Lebensgefahr.

Das Alles-oder-nichts-Gesetz der Muskeln

Was macht ein Muskel? Er zieht sich zusammen und bewegt damit meist einen oder gleich mehrere Knochen um andere Knochen herum. Ein Muskel kann sich nur zusammenziehen, er kann nicht stoßen. Soll der Knochen in die Gegenrichtung bewegt werden, tritt sein Gegenspieler, der Antagonist, in Aktion und zieht in die Gegenrichtung. Mit Ursprung bezeichnet man die Stelle, wo der Muskel an dem normalerweise weniger beweglichen Knochen befestigt ist. Der Ansatz entspricht der Stelle am beweglicheren Skelett-Teil, wo der Muskel eben ansetzt. Man spricht von ein-, zwei- oder mehrgelenkigen Muskeln und drückt damit aus, wie viele Gelenke der Muskel überzieht und damit bewegt. Muskeln können je nach Bewegungskontext, in dem sie gerade mitwirken, die Rolle des Mitspielers – des Synergisten – oder des Gegenspielers – des Antagonisten – spielen.

Der Befehl oder Impuls an die Muskeln, sich zusammenzuziehen, geht vom Gehirn aus und läuft über das Rückgrat bis zur sogenannten motorischen Endplatte. Der Impuls kann willkürlich erfolgen, aber auch unwillkürlich wie beim Dehnungsreflex. Diesen Reflex testet der Arzt, wenn er Ihnen mit dem Gummihämmerchen unterhalb des Knies auf die Sehne klopft. Woher bezieht der Muskel seine Energie, wenn er sich zusammenzieht? Eine Substanz mit dem schwer auszusprechenden Namen «Adenosintriphosphat» (ATP) lagert im Muskel, allzeit bereit zur Energiefreisetzung. Der Vorrat ist jedoch begrenzt. ATP besteht aus drei Phosphatgruppen. Während der Muskelarbeit spaltet sich eine der drei Gruppen ab, und es entsteht Adenosindiphosphat (ADP). Eine weitere, energiereiche Verbindung im Muskel, das Kreatinphosphat, zerfällt während der Muskelarbeit, das heißt, es wird eine Phosphatgruppe frei. Diese verbindet sich mit dem ADP, und daraus ergibt sich wiederum ATP – die Muskelarbeit kann fortgeführt werden. Nach etwa zwanzig Sekunden Muskelarbeit jedoch wird eine neue, weitaus größere Energiequelle herbeigezogen: das Glykogen. Sein Abbau setzt Energie frei. Diese wird wiederum zur Rückbildung von ATP und Kreatinphosphat benutzt. Beim Krafttraining sind vor allem ATP und Kreatinphosphat von Bedeutung.

Aber auch Sauerstoff wird zur Muskelarbeit benötigt, und zwar je mehr, desto länger die Arbeit dauert. Geliefert wird der Sauerstoff über die Kapillaren des Muskels. Wird eine Muskelarbeit vorwiegend ohne Sauerstoff bewältigt, spricht man von anaerober Arbeit. Erfolgt sie mit starkem Sauerstoffverbrauch, wird sie als aerob bezeichnet.

So säuberlich getrennt wie eben aufgezeigt verläuft die Energiebereitstellung allerdings nicht. Man geht heute davon aus, daß diese Vorgänge sich weitgehend überlagern. Wie diese physiologischen Vorgänge sich auf die Kontraktion der Muskelfaser auswirken, ist zu einem großen Teil noch unerforscht.

Muskelfasern arbeiten nach dem Alles-oder-nichts-Gesetz. Eine Faser *zieht* sich zusammen oder sie zieht sich *nicht* zusammen. Sie kennt keine halben Sachen. Vom Zentralnervensystem werden stets nur so viele Fasern aufgerufen, wie zur Erreichung der Spannungshöhe nötig sind. Die anderen, untätigen Fasern werden «mitgeschleppt», ohne das Geringste zur Arbeit beizutragen. Dauert die Arbeit jedoch an, ermüden die belasteten Fasern, fallen aus und werden durch bisher untätige Fasern in ihrer Arbeit abgelöst. Schließlich ermüden auch diese und werden ebenfalls ersetzt. Dies entspricht einer Art Stafettenlauf, der jedoch im Kreis geht, so daß die Läufer, beziehungsweise Fasern, die zuerst «starten», den Stab wieder zugesteckt bekommen und sich erneut zusammenziehen müssen. Dieser Kreis dreht sich weiter und weiter. Ist der zu überwindende Widerstand sehr gering, kann die Arbeit theoretisch unbeschränkt weitergeführt werden, weil sich die Fasern zwischen den Einsätzen laufend erholen. Ab einer bestimmten

Spannungshöhe jedoch kommen *gleichzeitig* so viele Fasern zum Einsatz, daß für eine länger dauernde Arbeit zu wenig Fasern zur Ablösung verbleiben. Es entsteht nach kurzer Zeit ein Ungleichgewicht zwischen Ausfall und Nachschub. Der Einsatz wird von Mal zu Mal kürzer, die Fasern kommen immer unvollständiger erholt zum Einsatz. In der Folge dreht sich der Einschaltkreis immer schneller, das Nervensystem sucht nach frischen Fasern, bis schließlich der Muskel versagt. An diesem Punkt angelangt, ist keine Bewegung mehr möglich.

Die aktuelle Theorie besagt, daß erst in diesen letzten Sekunden oder Bruchteilen von einer Sekunde der Zugriff auf *Reservefasern* erfolgt und damit der Mechanismus des Kraftwachstums ausgelöst wird. Als Reservefasern gelten jene Fasern, die im Muskel angelegt sind, aber nicht genutzt werden. Sie enthalten nur geringe Mengen an energiereicher Substanz und sind dementsprechend dünn. Die ganze Trainingslehre dreht sich – abgesehen von der Koordinationsschulung – um die Entwicklung solcher brachliegender Energiepotentiale. Die Konsequenz aus diesen Einsichten lautet:

– Die Höhe des Widerstands ist ausschlaggebend dafür, ob ein Trainingseffekt erzielt wird. Es besteht eine Bandbreite, innerhalb deren die Reizschwelle überschritten werden kann. Ist der Widerstand zu gering, kann die Arbeit von den vorhandenen aktiven Fasern bewältigt werden; eine Rekrutierung von Reservefasern findet nicht statt und damit auch kein Trainingseffekt. Ist der Widerstand zu hoch, kommt der Erschöpfungszyklus nicht in Gang, der die Notwendigkeit schafft für den Zugriff auf die Reservefasern.

– Die ersten zehn bis zwanzig Sekunden einer Übung stellen keinen Trainingsreiz dar, sondern sind das «Einlaufen» für den Einzelmuskel; sie schaffen eine günstige Situation für einen Trainingsreiz, indem sie die vorhandenen aktiven Fasern erschöpfen. Erst in den letzten Sekunden, kurz vor dem Versagen der Muskeln, werden Reservefasern rekrutiert und damit ein Trainingseffekt erzielt.

– Der Trainingsumfang, also die Menge oder der Umsatz pro Trainingseinheit, hat von einem bestimmten Punkt an eher negativen Einfluß auf den Trainingseffekt. Je umfangreicher das Training, desto wahrscheinlicher, daß es überhaupt keinen Effekt erzielt, weil die notwendige Spannungshöhe nicht erreicht wird. Jede Trainingsmethodik oder Trainingstechnik, die dem Zweck dient, *mehr* Training zu ermöglichen, zielt daher in die verkehrte Richtung.

Teamwork der Muskeln

Indem ein Muskel sich zusammenzieht, bewegt er Knochen um eine oder mehrere Gelenkachsen. Bewegungen, die in einer geraden Zielrichtung verlaufen, kommen durch gegenläufige Drehung in mindestens zwei Gelenken zustande. Wenn Sie sich beispielsweise aus der Hock-Position erheben, dreht sich der Oberschenkelknochen im Hüftgelenk im Gegenuhrzeigersinne, das Schienbein im Kniegelenk im Uhrzeigersinne. Die beteiligten Muskeln, der Gesäßmuskel und der Oberschenkelmuskel, bilden damit eine sogenannte Muskelschlinge. So bezeichnet man die Muskelgruppe, die bei einem bestimmten Bewegungskontext zusammenarbeitet.

(Siehe «Dysbalancen in der Muskelschlinge», Seite 62.) Das Beispiel mit der Hocke ist sehr vereinfacht. In Wirklichkeit sind es meist viele Muskeln, die in einer Schlinge mitmachen. So wirken auch die Muskeln nicht allein auf das von ihren Sehnen unmittelbar überzogene Gelenk, sondern nehmen Einfluß auf relativ weit entfernte Bereiche. Der große Gesäßmuskel beispielsweise, dessen Hauptaufgabe die Streckung des Beines im Hüftgelenk ist, strahlt mit seinen Fasern bis in den großen Rückenmuskel hinein, findet in diesem sozusagen seine Fortsetzung und gewinnt damit Einfluß auf das Ellbogengelenk. Der gesamte Bewegungsapparat ist ein geschlossenes System von Abhängigkeiten.

Dieser Sachverhalt ist beim Programmaufbau zu beachten. Wer seine Beine und den Oberkörper kräftigt, jedoch den Mittelbereich, wo sich die größten und wichtigsten Muskeln befinden, vernachlässigt, schafft eine prekäre Situation. Sein Körper besteht dann gleichsam aus zwei kräftigen Hälften, die aber nur schwach miteinander verbunden sind. Es ist, als ob man ein schweres Tor und eine starke Wand mit dünnen Scharnieren verbinden würde.

Die Kraftkurve

Während seiner Verkürzung verändert der Muskel seine Kraft. So nimmt die Kraft des Bizeps während seiner Kontraktion laufend zu, überschreitet das Maximum in der Stellung, in welcher Unter- und Oberarm einen leicht spitzen Winkel bilden, und fällt danach bis zum Ende der Verkürzung steil ab. Die Beuger des Unterschenkels hingegen zeigen nahezu gleich große Kräfte in allen Winkelpositionen des Kniegelenks. So hat jede Gelenkfunktion ihre eigene, im Ver-

gleich mit den anderen Gelenken unterschiedliche Kraftkurve. Diese Unterschiede haben mechanische und anatomische
Gründe.

Trainingsphysiologisch kann man einen einzelnen Muskel nicht als Einheit ansehen. Genaugenommen bringt eine
Übung ausschließlich in jener Gelenkstellung einen Kraftzuwachs, in welcher der Muskel überschwellig belastet wird.
Dies bedeutet, daß jeder tätige Mensch allein durch seine
alltägliche Beschäftigung eine veränderte, unechte Kraftkurve aufweist. Ihr Verlauf ist dementsprechend so unterschiedlich wie die Belastungsanforderungen, denen man ausgesetzt
ist.

Generell läßt sich feststellen: Die Schwächen des Muskels – und damit die Zuwachsreserven – befinden sich über-
wiegend in der Schlußphase der Kontraktion. Dies kann
nicht verwundern, treffen doch fast alle trainingswirksamen
Belastungen in Beruf und Sport den Muskel eher im Anfangs-
und Mittelbereich seiner Verkürzung als in der Nähe der vollen Kontraktion.

In den Kraftkurven eines Menschen liegt therapierele-
vante Information. Tatsächlich zeigen Untersuchungen an
Rückenpatienten, daß die Wiederherstellung der ursprünglichen, richtigen Kraftkurve zur Schmerzfreiheit führt. Wer
seine Kraftkurven begradigt, bringt seinen Bewegungsapparat in Ordnung. Dies ist nicht möglich mit «etwas Bewegung». Dazu braucht es dosierten und kontrollierten Widerstand.

Die muskellose Kraft

Die Kraft und das Muskelgewebe entwickeln sich nicht parallel. Die Kraft wächst kontinuierlich, die Muskelmasse in Schüben. Die kurzzeitige Beobachtung des Trainingsprozesses hat bei einigen Trainern den Glauben genährt, es gäbe so etwas wie Kraftgewinn ohne Muskelzuwachs. Dies wäre in der Tat das biologische *perpetuum mobile*. Etwas zu schnell war die Fachwelt des Sports bereit, an eine hohe Trainierbarkeit dieser sogenannten intramuskulären Koordination zu glauben. Man meinte, mit extrem hohen Belastungen, 90 bis 100 Prozent der Maximalkraft, würde ein Kraftzuwachs ohne Muskelzuwachs, rein auf neuromuskulärer Basis, zu erzielen sein. Es liegen Studien vor, die einen solchen muskellosen Kraftgewinn nachweisen sollen. Wenn man die Testbedingungen jedoch näher ansieht, ist leicht festzustellen, daß tatsächlich kein Muskelwachstum stattgefunden hat, aber auch kein echtes Kraftwachstum. Warum? Weil das, was sich verbessert hat, nicht die Kraft war, sondern die Koordination des ganzen Bewegungsapparates. Die Testperson wurde nicht stärker, sondern *geschickter*. Nicht die *intra-*, sondern die *intermuskuläre* Koordination – also die Zusammenarbeit verschiedener Muskeln untereinander – hat sich verbessert.

Wie mißt man die Kraft von Muskeln? Man mißt sie, indem man die zu messenden Muskeln in ihrer Funktion soweit als möglich *isoliert*. Das erfordert einen beträchtlichen technischen Aufwand und ist bei vielen Muskeln gar nicht möglich. Die meisten Studien, die sich mit Messungen von Muskelkräften befassen, sind in Wirklichkeit schon Makulatur, bevor sie publiziert werden, weil die Bedingungen für eine akkurate Messung mangelhaft oder gar nicht erfüllt werden.[14] Trotzdem: die intramuskuläre Koordination – also die Optimierung des Einsatzes der Muskelfasern *innerhalb* eines Muskels – gibt es tatsächlich. Ihr Potential ist zwar gering, aber nachweisbar und als eine Art Psychogramm des Muskels von Interesse. Von allen Möglichkeiten zur Anpassung an Umweltanforderungen ist der Anbau von Muskelsubstanz diejenige, die unser Körper erst dann wahrnimmt, wenn es wirklich nicht mehr anders geht.

Wie sieht es in einem Fabrikationsbetrieb aus, wenn die Anzahl der Aufträge zunimmt? Da gibt es mehrere Möglichkeiten, mit dem Problem fertigzuwerden. Die Betriebsleitung könnte zum Beispiel neues Personal einstellen, das dann allerdings ausgebildet und bezahlt werden muß. Oder aber man versucht es mit einer kostengünstigeren Lösung: Man rationalisiert die Fabrikation und stimmt alle Arbeitsgänge haargenau aufeinander ab, so daß mit dem geringsten finanziellen Aufwand mehr produziert werden kann. Wenn wir die Muskelfasern als Arbeiter betrachten und den Muskel als Fabrik, trifft das zweite Modell den

---

[14] 1993 wurde in der Abteilung für Rheumatologie des Universitätsspitals Zürich eine breitangelegte Studie zur Ermittlung der isometrischen Kräfte verschiedener Muskelgruppen durchgeführt. Ziel des Unterfangens war die Erstellung von Normtabellen. Die Versuchsanordnung bestand darin, daß die Versuchsperson in verschiedenen Sitzpositionen – ohne jede isolierende Fixation – an einem Band mit einer zwischengeschalteten Federwaage ziehen mußte, das vom Versuchsleiter festgehalten wurde. Von mir auf die Unzweckmäßigkeit des Verfahrens hingewiesen, schickte mir der verantwortliche Professor das Abstract einer einige Monate zurückliegenden Studie von ihm, die er am Amerikanischen Rheumatologie-Kongreß 1993 in San Antonio vorgestellt hatte. Leider wird Unsinn nicht Sinn, indem er publiziert wird. Im Gegenteil: Es sind diese vielen kleinen Dummheiten, aus denen nachfolgende Forschergenerationen ihre großen Dummheiten zusammenbauen.

Sachverhalt. Bevor neue Muskelfasern rekrutiert werden – welche ohnehin erst gefüttert und koordiniert werden müssen –, versucht das Zentralnervensystem, die bestehenden Fasern besser zu organisieren. Das ist die intramuskuläre Koordination. Erst wenn diese – energetisch «billigere» – Möglichkeit ausgeschöpft ist, werden neue Muskelfasern (Mitarbeiter) rekrutiert. Ist dies geschehen, werden die neuen Fasern von Tag zu Tag geschickter eingesetzt, die intramuskuläre Koordination verbessert sich wiederum, so daß auch bei weiter ansteigender Belastung über mehrere Wochen kein Wachstum mehr nötig ist. Doch dann wiederholt sich das Ganze unweigerlich, sofern die Steigerung der Anforderungen nicht aufhört. Die Annahme liegt somit auf der Hand: Der Muskel reagiert auf steigende Anforderungen erst nach Ausschöpfung seiner übrigen Reserven mit Gewebewachstum.

Spannungshöhe und Spannungsdauer

Zu empfehlen ist das Training mit der Uhr. Das hat gegenüber dem konventionellen Zählen der Wiederholungen einen gewichtigen Vorteil: Sie können sich auf die korrekte Ausführung konzentrieren, und Sie machen sich nichts vor. Das geht so:

Starten Sie die Übung dann, wenn der Sekundenzeiger auf zwölf Uhr ist. Achten Sie dann nicht mehr auf die Uhr, sondern konzentrieren Sie sich auf den Muskel, den Sie gerade trainieren. Versuchen Sie einfach, so lange wie möglich durchzuhalten. Sie vermeiden damit das beim Zählen von Wiederholungen unvermeidliche Streben, möglichst viele Wiederholungen zu schaffen. Dies führt unweigerlich zu einer Vernachlässigung des Ausführungsstils und damit zu einem mangelhaften Trainingseffekt.

Trainieren Sie stets *langsam,* etwa vier Sekunden für die Kontraktionsphase (das Heben des Gewichts), zwei Sekunden Pause in der vollständig kontrahierten Position, vier Sekunden für die Extensionsphase (das Herunterlassen des Gewichts). Eine ganze Wiederholung dauert somit etwa zehn Sekunden, sechs Wiederholungen etwa eine Minute. Sie dürfen ruhig langsamer trainieren, aber nicht schneller.

Wenn Sie Ihr Training aufnehmen, ist fast jeder Widerstand richtig. Trotzdem sollten Sie sich von Anfang an eine Zeitbandbreite setzen, innerhalb deren Sie Muskeln der Spannung aussetzen. Mit wachsendem Trainingsfortschritt wird die Bandbreite wirksamer Belastungsdosis allerdings enger. Die genetisch bedingten Unterschiede gewinnen an Bedeutung, und die Trainingsdosis sollte dem dominanten Fasertyp Rechnung tragen. Für etwa sechs von zehn Personen liegt die ideale Anspannungszeit zwischen 60 und 80 Sekunden. Etwa für drei von zehn sind aufgrund der Beschaffenheit ihrer Muskelfasern *(Fast-twitch)* 40 bis 60 Sekunden das richtige. Lediglich eine von zehn Personen gehört zu jenen Ausdauertypen, die 80 bis 120 Sekunden benötigen.

Was bedeutet dies für Ihre Trainingsplanung? Zunächst nicht viel. Am Anfang ist das Spektrum, innerhalb welchem Ihre Muskeln reagieren, ziemlich breit. Erst wenn Sie Ihre Kraft schon beträchtlich gesteigert haben, müssen Sie präziser und individueller trainieren. Der ideale Zeitpunkt, etwas zu ändern, ist dann gegeben, wenn Sie über mehrere Wochen keinen Zuwachs mehr erzielt haben. Dann sollten Sie, wenn möglich mit einem erfahrenen Trainer, einen Faser-Test durchführen. Das Verfahren funktioniert so: Ihr Trainer ermittelt mit Ihnen das maximal mögliche Gewicht für eine bestimmte Übung. Dann belastet er Sie mit 80 Prozent des ermittelten Maximums und mißt die Zeit, die Ihre Muskeln der Belastung widerstehen. Dies erlaubt ihm festzustellen, welcher Gruppe Sie angehören und wie ihre künftige Belastungsdosis aussehen soll.

Trainingsreize addieren sich nicht – das Mehrsatz-Training

Ist die Muskelspannung genügend hoch, wird eine sogenannte Reizschwelle überschritten, und Kraftwachstum ist die Folge. Wird diese Schwelle mehrmals hintereinander in derselben Trainingseinheit überschritten, bringt dies nicht etwa ein Mehr an Kraftzuwachs, sondern ist eine überflüssige Belastung für das Nervensystem. Obwohl diese Tatsache seit über dreißig Jahren aus vielen Forschungsarbeiten eindeutig hervorgeht, wird von nahezu allen Trainern noch immer das sogenannte Mehrsatz-Training verordnet, was bedeutet, daß eine Übung mehrmals wiederholt wird. Hier wurde Grundsätzliches nicht verstanden, leider von Leuten, die durch ihre Funktion den entstehenden Schaden multiplizieren. Glücklicherweise ist die Natur geduldig und manchmal sogar gutmütig. Wer eine Übung *richtig* durchführt, ist gar nicht in der Lage, sie unmittelbar danach in derselben Intensität zu wiederholen.[15]

[15] In einer Versuchsreihe an der Universität Bochum führten die Probanden jeweils drei Sätze an den verschiedenen Geräten aus. Eines der Geräte war die MedX-*Lumbar-Extension*-Maschine. Die Sportwissenschaftler, die den Versuch überwachten und die Trainingsleistungen protokollierten, mußten ihrem Professor mitteilen, daß die Probanden nicht in der Lage seien, die Übung an der *Lumbar-Extension*-Maschine mehr als einmal aus-

Die Reihenfolge

Wenn durch Training die Kraft eines Muskels gewachsen ist, haben auch die umliegenden, nicht trainierten Muskeln etwas an Kraft zugenommen. Ein Grund könnte sein, daß mangels genügender Fixierung des zu trainierenden Muskels die andern etwas mithalfen und damit auch Spannung abbekommen oder daß über den Hormonhaushalt eine Art Wachstums-Mobilmachung stattfindet, die über die Blutversorgung auch andere als die gerade trainierten Muskeln erreicht. Der Effekt ist vor allem beim Training großer Muskelgruppen (Hüft- und Beinmuskulatur) offensichtlich, scheint jedoch gering oder gar nicht vorhanden zu sein bei einem ausschließlichen Training der kleinen Muskeln.

Damit ergibt sich zwangsläufig die sinnvolle Reihenfolge für den Programmaufbau: die großen Muskeln zuerst! Also: Gesäß-, Oberschenkel-, Bauch- und untere Rückenmuskeln. Es folgen: Obere Rücken-, Brust- und Schultermuskeln, Muskeln der Oberarme, des Halses und der Unterschenkel und Unterarme. Auf die Gelenke übertragen: 1. Hüftgelenk, 2. Kniegelenk, 3. Lendenwirbelsäule, 4. Schultergelenk, 5. Halswirbelsäule, 6. Ellbogengelenk, 7. Fußgelenk, 8. Handgelenk.

Auf die Reihenfolge sollten Sie dann besonders achten, wenn Sie gleichzeitig den Herzmuskel, also die Ausdauer, trainieren wollen. Die Arbeit an den großen Muskeln zwingt den Puls rasch auf die wirksame Frequenz. Einmal da angelangt, reichen die nachfolgenden, weniger aufwendigen Übungen aus, den Puls bis zur letzten Übung obenzuhalten.

---

zuführen. Dies zeigt, daß erst die extreme Isolation der arbeitenden Muskulatur es dem Trainierenden möglich macht, sie vollständig zu erschöpfen.

8 Ihre Reise zum Limit

Bäume wachsen nicht in den Himmel, Muskeln auch nicht. Für jeden Menschen und für jeden Muskel eines Menschen gibt es ein in seinem Erbgut festgelegtes Kraftzuwachspotential. Es darf nicht verwechselt werden (wie dies oft geschieht) mit dem Leistungspotential. Die Leistungsfähigkeit eines Menschen ergibt sich aus einem Bündel verschiedenster Eigenschaften, zu denen zweifellos auch die Kraft gehört, aber noch weitere Eigenschaften, wie Koordinationsfähigkeit, Reaktionsgeschwindigkeit, Ausdauer, Erfahrung und anderes mehr.

Die Grenzkraft

Die wissenschaftliche Bezeichnung für die maximal erreichbare Muskelkraft ist Grenzkraft. Der Ausdruck ist etwas unglücklich gewählt, weil man sich unter einer Grenze eine Markierung vorstellt, jenseits deren wieder etwas ist. Grenzen können verändert, aufgehoben werden. Das Ende der Trainierbarkeit ist jedoch *endgültig*. Hier angelangt, kann (und soll) die erreichte Kraft mit geringem Aufwand für eine unbeschwerliche Zukunft erhalten werden. Kraftgewinne sind jedoch keine mehr zu erzielen.

Damit ist die Richtung gegeben. Wie weit soll *Ihre*

Reise gehen? Die polemische Frage: «Wieviel Kraft braucht
der Mensch überhaupt?» kann nur von jemandem gestellt
werden, der nicht weiß, was Kraft ist. Man könnte die Frage nach der Kraft auch umgekehrt stellen: «Wie schwach
darf ein Mensch sein? Ab wo wird Schwäche Krankheit?»
Tatsache ist, daß überdurchschnittliche Kräfte Reserven
sind, die verhindern, daß Sie jede größere Anstrengung um-
wirft, und die Sie auch davor bewahren, nach Rücken-
belastungen gleich in die Schmerzzone abzusinken. Die
Kräfte bewirken, daß die Schwerkraft dieses Planeten weniger auf Ihnen lastet und – auch wichtig – daß Sie gut
aussehen.

Es ist wünschenswert, über *viel* Kraft zu verfügen. Es ist
aber nicht notwendig und in einigen Fällen auch nicht ver-
nünftig, das genetische Potential eines jeden Muskels auszu-
schöpfen. Als (fiktives) Ziel jedoch hat die Idee Sinn, sie gibt
die Marschrichtung und leistet Orientierungshilfe. Bei kor-
rektem Training, ohne Krankheit, ohne Ernährungsmängel
und ohne Schlafdefizite, ist die Grenzkraft eines Muskels
nach 18 bis 24 Monaten erreicht.

Der Einstieg

Am Anfang steht die Wahrnehmung trainingsphysiologi-
scher Sachverhalte. Wenn Sie nicht wissen, was Sie tun und
warum Sie es so und nicht anders tun sollen, bleiben Sie nicht
lange dabei. Die ersten zehn bis zwölf Übungsstunden zielen
auf die Korrektur Ihrer Kraftkurven in den wichtigsten Gelenken und auf die Wiederherstellung Ihrer Beweglichkeit im
vollen Ausmaß. Die Belastungssteigerung hat in dieser Phase
geringere Bedeutung.

Sie können davon ausgehen, daß Ihre Kraftkurven in den meisten Bewegungsfunktionen nicht so verlaufen, wie sie sollten. Ausnahmslos alle Sportarten, ja alle bekannten körperlichen Anstrengungen beanspruchen und trainieren die Muskeln nur in bestimmten Teilabschnitten. Wer immer mit dem Training beginnt, dessen Kraftkurven sind – mehr oder weniger – falsch. Sie sind das Resultat der individuellen und stets einseitigen Anforderungen des Alltags.

Ihr Trainingsprogramm für die ersten vier bis sechs Wochen soll diese Abweichungen korrigieren und die Kurven auf ihren Sollverlauf bringen. Achten Sie auf Ihren Übungsstil: saubere, langsame Bewegungen. Was bedeutet hier sauber? Es bedeutet, daß die Bewegung vollständig, von der Extension bis in die Kontraktion, in gleichmäßigem Tempo ausgeführt wird und daß die volle Kontraktion mindestens eine Sekunde aufrechterhalten wird. Diese Position ist deshalb besonders wichtig, weil hier die Rückbildung der Muskulatur ihren Anfang nimmt. Sie werden bald einmal das Gefühl für den Belastungsverlauf entwickeln. Es ist in den ersten Wochen nicht nötig, an die Grenze der Belastbarkeit zu gehen, zumal die Trainierbarkeit am Anfang sehr hoch ist. Haben Sie allmählich bei allen Übungen des Grundprogramms das Gefühl erlangt, daß die Bewegungen weich verlaufen, das heißt keine «Spitzen» mehr aufweisen, war die Korrektur erfolgreich, und Sie können Ihre Belastungsgrenzen erkunden.

Wozu ein Programm?

Ist es nicht sinnvoller, spontan zu trainieren? So wie man gerade Lust hat? Hat mein Körper nicht die innere Weisheit, das Richtige zur richtigen Zeit zu wollen? Nein. Diese Weisheit hat er leider nicht. Er hat eher die etwas fatale Neigung, seine Stärken auszubauen und die Schwächen zu vernachlässigen. Diese Strategie hat unter bestimmten Bedingungen durchaus Sinn, beim Training jedoch ist sie kontraproduktiv. Ein Beispiel: Ihr linkes Bein ist geschwächt, vielleicht durch eine Operation oder durch sonst eine Verletzung. Wenn Sie gehen, werden Sie automatisch das starke Bein belasten und das schwache schonen. In der Folge wird das starke noch stärker und das schwache noch schwächer. Das Ungleichgewicht der Kräfte vergrößert sich.

Die Spannungshöhe begrenzt die Spannungsdauer und umgekehrt. Das ist einleuchtend, zumindest in der Theorie. In der Praxis handeln wir oft so, als hielten wir das eine für das andere. Mehr Training ist nicht besseres Training. Im Gegenteil. Der Umfang eines Trainingsprogrammes ist gewissermaßen ein unvermeidliches Übel, bedingt durch die Vielzahl der Muskeln, die unseren Bewegungsapparat ausmachen und die alle trainiert werden müssen. Diesen Aufwand gilt es klein zu halten – so klein wie möglich, so groß wie nötig. Überschreitet die Arbeitsmenge nämlich einen bestimmten Betrag, reduziert sich der Trainingseffekt auf Null oder weniger. Die Reserven des Organismus werden angegriffen, das Immunsystem leidet.

Ein Trainingsplan soll einfach sein. Ein zu detaillierter und überformalisierter Plan lenkt ab. Folgende Daten sollten von jedem Training protokolliert werden beziehungsweise ersichtlich sein:

- Datum
- Bezeichnung der Übung beziehungsweise des Gerätes
- Sitzhöheneinstellung

- Verwendetes Gewicht
- Dauer der Belastung jeder Übung

Ein Trainingsprogramm legt die Übungen und deren Abfolge fest. Es sollte ohne Änderungen mindestens sechs Wochen beibehalten werden. Ein Trainingsprogramm ist kein Unterhaltungsprogramm. Es soll nicht darauf ausgerichtet sein, Abwechslung zu bieten oder Spaß zu machen. Es ist ein Hilfsmittel, um mit dem geringsten energetischen und zeitlichen Aufwand das gewünschte Resultat zu erzielen. Zwölf Übungen stellen das Maximum an Trainingsumfang dar.

Welches Programm ist das richtige? Die Variationsbreite ist nicht allzu groß. Wohl kann Ihr Trainer Schwerpunkte setzen. Doch sollten stets Übungen für die wichtigen großen Muskelgruppen im Programm enthalten sein.

Bewahren des Erworbenen

Ist die Grenzkraft bei den Hauptmuskelgruppen erreicht oder finden Sie irgendwann, daß Sie Ihre Kraft und damit natürlich auch Ihr Muskelgewebe nicht mehr weiter entwickeln wollen, eröffnet sich Ihnen ein unbeschwertes Dasein. Die Erhaltung der Kraft ist ein Kinderspiel im Vergleich zu ihrer Entwicklung. Nur wenig Aufwand ist dazu notwendig. Die Übungen müssen nicht mehr bis zur Erschöpfung ausgeführt werden. Ein Training alle zwei Wochen reicht, Ihr Kraftniveau zu halten. Ein Beispiel soll dies erläutern.

Vorausgesetzt, Sie haben die Grenzkraft für Ihre Oberschenkelmuskeln erreicht und schaffen bei der Übung «Streckung im Kniegelenk» (Abb. 10, S. 138) in der Stan-

dardausführung 200 Pfund während 80 Sekunden, also etwa
acht Wiederholungen. Zur Erhaltung dieser Kraft reicht es,
wenn Sie diese Übung einmal alle zwei Wochen mit gleichem
Widerstand – eben 200 Pfund – jedoch *nur 60 Sekunden –*,
trainieren. Die Maximalanstrengung der letzten Sekunden
fällt also weg. Um sicherzugehen, sollten Sie etwa alle acht
Wochen prüfen, ob Sie das Maximum von 90 Sekunden noch
immer schaffen.

Weniger ist mehr

Ihr Trainingsfortschritt kann aber auch stagnieren, lange bevor Sie die Grenzkraft erreicht haben. Es gibt zahlreiche
Gründe: psychische Probleme, Überarbeitung im Beruf,
Schlafmangel, Ernährungsdefizite, zu großer Trainingsumfang. Der letzte Punkt ist der häufigste. Die natürliche Empfindung bei Fortschrittsstillstand ist: Ich muß mehr trainieren! Falsch. Das Gegenteil trifft in den meisten Fällen zu:
Weniger, aber intensiver! Das Training bedeutet jedesmal einen mehr oder weniger großen Streß für das Nervensystem.
Diese Irritation zeigt sich in leichten Koordinationsstörungen und Zittern unmittelbar nach dem Training. Je mehr Sie
sich im Laufe des Aufbauprozesses der Grenzkraft nähern,
um so mehr gerät Ihr Training zu einer Gratwanderung: Zuwenig Intensität bringt keinen Zuwachs, zuviel schlägt in
Übertraining mit folgendem Kraft-Gewebe-Verlust um. Je
trainierter der Muskel, um so seltener sollte er trainiert werden. Eine Faustregel:

– Die ersten sechs Wochen (Korrekturphase): Zwei Mal
  pro Woche, zwölf Übungen,

- bis zur Verdoppelung der Ausgangskraft: Ein bis zwei Mal pro Woche, zehn bis zwölf Übungen,
- bis zur Erreichung der Grenzkraft: Einmal pro Woche, acht bis zehn Übungen,
- nach Erreichen der Grenzkraft (Erhaltungsphase): Einmal in zwei Wochen, zwölf Übungen.

Nur Starke werden müde

Es ist offensichtlich, daß im Aufbauprozeß Reserven angegriffen werden. Und je stärker Sie werden, um so nachhaltiger wirkt ein solcher Zugriff.

In einer Fernsehshow demonstrierte ein Weltklasse-Gewichtheber seine Kunst. Er hob eine 160 Kilogramm schwere Hantel vom Boden vor die Brust. Von dort drückte er sie mit der Kraft seiner Arme nach oben. Das Ganze dauerte vielleicht acht Sekunden. Nachdem der Athlet die Hantel wieder auf den Boden gesetzt hatte, fiel dem Moderator auf, daß er heftig atmete. «Mit Ihrer Kondition steht es wohl nicht zum besten», meinte er etwas spitz zum Gewichtheber. Der reagierte gelassen: «Dann versuchen Sie doch mal, das Ding zu heben!» Kein Zweifel: Der Moderator hätte die Hantel nicht einen Millimeter vom Boden abgehoben. Der Gewichtheber hatte zwar die Lacher auf seiner Seite, aber geklärt war die Frage keineswegs. Bei manchem Zuschauer wird sie nachgeklungen haben: Warum mußte er denn so atmen, wo er doch so stark ist? Er mußte so stark atmen, *weil* er so stark ist und sich dementsprechend verausgaben kann!

Ein normaler Mensch hat schlicht nicht die Kraft, sich dermaßen zu verausgaben. Nehmen wir an, in jener Fernsehsendung hätte man dem Moderator ein Gewicht bereitgestellt, das in gleicher Relation zu seiner Maximalkraft stand wie die 160 Kilogramm zu jener des Gewichthebers, und er hätte es ebenfalls gehoben. Das wären vielleicht 40 Kilogramm gewesen. Sein Atem hätte sich auch beschleunigt, jedoch weniger als jener des Gewichthebers. Hätte nun – in Fortsetzung der Geschichte – der Gewichtheber die 40-Kilo-Hantel des Moderators hochgehoben, selbst mit einer Hand, hätte sich sein Atem überhaupt nicht verändert.

Unsere inneren Organe, zuständig für Nachschub und Erholung, sind Diener oder Zulieferer der Muskeln, die die Arbeit schließlich leisten. Wenn extrem starke Muskeln wie jene des Gewichthebers loslegen, haben die Zulieferer eben mehr und länger zu tun, um den Bedarf zu decken, als wenn sich nur schwache Muskeln regen. Wenn Sie die Kraft der Muskeln entwickeln, verändern Sie das Verhältnis von Produktion und Nachfrage in Ihrem Körper: Die Organe geraten etwas in Verzug. Zwar entwickelt sich deren Fähigkeit, das Benötigte bereitzustellen, ebenfalls. Fachleute sprechen von einer maximal möglichen Steigerung der Organleistungen um 50 Prozent. Die Kraft der Muskeln und damit ihr Bedarf an Nährstoffen erhöht sich durch Training jedoch um ein Vielfaches.

Diese Einsicht hat die sportliche Praxis noch nicht erreicht. Die bekannte Erkältungs- und Verletzungsanfälligkeit vieler Spitzensportler ist auf das durch Übertraining geschwächte Immunsystem zurückzuführen. Solche Umwege gilt es zu meiden. Wenn immer der Fortschritt ein Plateau erreicht hat, das heißt bei kontinuierlichem Training über einen Zeitraum von mehreren Wochen stagniert, liegt der Verdacht von Übertraining nahe. Selbstverständlich können auch andere Ursachen vorliegen. Ursachen, die eine bislang verträgliche Trainingsdosis zur chronischen Überlastung werden lassen: Liebesschmerz, Beziehungsverlust ganz allgemein, Prüfungsangst und Ernährungsdefizit.

9 Die fünf Korrektoren

Dieses Kapitel ersetzt nicht die sorgfältige Einführung am Trainingsgerät durch einen Trainer, aber es soll sie unterstützen. Ein Trainingsbetrieb ist ein wirtschaftliches Unternehmen. Die Zeit, die der Trainer für Sie aufwendet, ist bemessen, denn sie kostet Geld. Seine Ausführungen müssen sich auf das Wesentliche beschränken, damit Sie möglichst bald selbständig zu trainieren in der Lage sind.

Das gesamte Übungsgut umfaßt etwa 40 Übungen. Die fünf Korrektoren sind aus gesundheitlicher Sicht bedeutungsvoll, weil sie Dysbalancen korrigieren. Ihr Trainingsprogramm darf jedoch ohne weiteres acht bis zwölf Übungen enthalten. Welche weiteren Übungen in Ihrem Falle sinnvoll sind, sollten Sie mit dem Trainer besprechen. Oft spielen therapeutische, kosmetische oder sportliche Gesichtspunkte eine Rolle bei der Ergänzung und sind als willkommene Motivatoren in das Programm einzubeziehen.

Die folgenden Trainingsprinzipien sind eine Kurzfassung. Aufgrund der vorangegangenen Lektüre sollten sie Ihnen ohne weiteres einsichtig sein. Trotzdem empfehle ich Ihnen, anhand dieser Prinzipien ab und zu Ihr Trainingsverhalten zu überprüfen.

Siebzehn Trainingsprinzipien

1. Trainieren Sie ein- bis zweimal pro Woche. Jedes Training soll den ganzen Körper erfassen.
2. Führen Sie pro Training höchstens zwölf Übungen aus. Von dem Zeitpunkt an, wo Sie Ihre Kraft etwa verdoppelt haben, nur noch zehn Übungen. Wenn Sie Ihre Kraft verdreifacht haben, nur noch acht Übungen.
3. Trainieren Sie zuerst die Gesäß- und Hüftmuskulatur, dann die Bein- und Rückenmuskeln.
4. Wählen Sie ein Gewicht, das Ihnen eine Übungsdauer von 60 bis 90 Sekunden erlaubt.
5. Führen Sie dementsprechend sechs bis neun Wiederholungen aus.
6. Die positive Bewegungsphase – wenn Sie das Gewicht anheben – soll mindestens 4 Sekunden dauern. Die negative Bewegungsphase – wenn Sie das Gewicht senken – soll ebenfalls etwa vier Sekunden dauern.
   Zwischen diesen beiden Phasen verharren Sie in der Position der vollständigen Kontraktion der Muskeln während etwa zwei Sekunden, ohne jedoch die Spannung zu lockern.
7. Führen Sie jede Übung bis zur lokalen Erschöpfung der betroffenen Muskeln aus, das heißt so lange, bis Ihnen keine vollständige Bewegung mehr möglich ist.
   Wenn Sie die Übung länger als 90 Sekunden durchführen können, notieren Sie sich für das nächste Training ein um etwa fünf Prozent höheres Gewicht vor.

8. Vermeiden Sie jede Hilfe durch Drehen, Winden oder Mitschwingen des Körpers. Isolieren Sie die Muskeln so weit als möglich.

9. Lösen Sie die Spannung in jenen Muskeln, die nicht in die Bewegung einbezogen sind. Achten Sie besonders darauf, daß die Muskeln der Hände, des Nakkens und des Gesichts gelöst sind.

10. Halten Sie während der Anstrengung nie den Atem an. Atmen Sie Ihrem Sauerstoffbedarf entsprechend. Der Atemrhythmus muß nicht mit dem Bewegungsrhythmus übereinstimmen.

11. Halten Sie die Pausen zwischen den einzelnen Geräten nach Möglichkeit unter 15 Sekunden, damit auch das Herz und der Blutkreislauf vom Training profitieren.

12. Machen Sie keine Sätze, das heißt führen Sie die Übung nicht zweimal hintereinander durch. Trainingsreize addieren sich nicht.

13. Erhöhen Sie nie das Gewicht auf Kosten einer sauberen Übungsausführung.

14. Notieren Sie das Gewicht, das Sie im nächsten Training verwenden werden, auf Ihrer Trainingskarte.

15. Trinken Sie vor, während und unmittelbar nach dem Training Wasser – ohne jeden Zusatz.

16. Erlauben Sie sich nach dem Training mindestens 48 Stunden Erholung.

17. Wenn Sie Probleme mit Ihrem Bewegungsapparat haben, suchen Sie einen Arzt auf, der in der Medizinischen Kräftigungstherapie ausgebildet wurde.

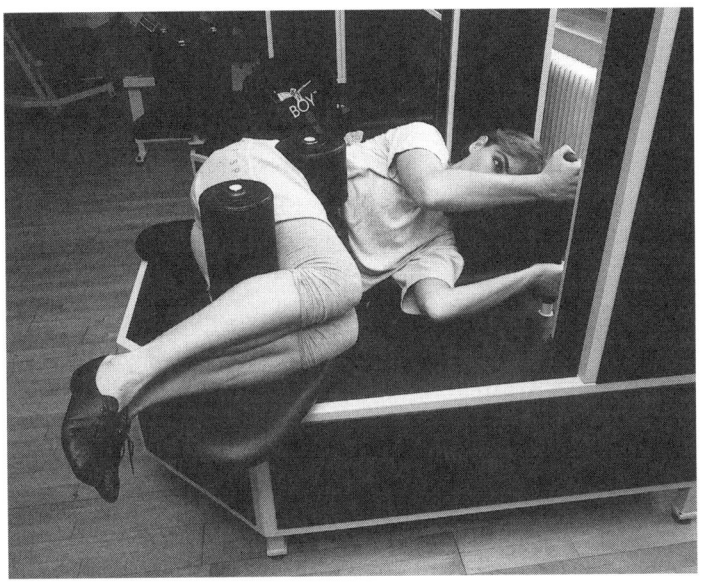

8 Streckung im Hüftgelenk (Hip extension)

Streckung im Hüftgelenk (Hip extension)

Wann immer Sie gehen und stehen – Sie brauchen Ihre Gesäßmuskeln und die Rückenstrecker. Fürchten Sie sich nicht davor, diese Muskeln zu entwickeln. Selbst wenn Sie diese Muskeln bis an die Grenze ihres Potentials entwickeln, wirken sie nie dick, sondern vital. Das Hüftgelenk hat eine Amplitude von etwa 140 Grad. Im Alltag benötigen Sie davon vielleicht 40 Grad, beim Sport im günstigsten Fall 90 Grad. Mit dem abgebildeten Trainingsgerät erreichen und entwickeln Sie 140 Grad.

Warum die Seitenlage? Damit das Eigengewicht der Beine keinen Einfluß auf den Belastungsverlauf nimmt und dadurch störend mit der Kraftkurve interferiert.

Bei dieser Übung gehen Sie ins Hohlkreuz. Lange glaubten selbst Therapeuten, diese Stellung sei irgendwie schädlich, und vermieden sie tunlichst in der Therapie. Heute wissen wir, daß das falsch war. Die meisten Rückenpatienten verfügen in dieser Position über zuwenig Kraft und bedürfen genau in dieser Hohlkreuzposition der Belastung.

Wie alle Kräftigungsübungen wird auch diese sehr langsam ausgeführt. Atmen Sie ruhig. Halten Sie nie den Atem an. Der Bewegungsrhythmus kann, muß aber nicht mit dem Atemrhythmus korrelieren. Später werden Sie so intensiv trainieren, daß Ihr Atemrhythmus beschleunigt, *ohne* daß Sie Ihr Bewegungstempo verändern. Versuchen Sie von Anfang an dem Belastungsverlauf zu folgen, so wie sie ihn empfinden. Wo geht's «bergauf», wo «bergab»? Rund läuft's am Anfang nur bei wenigen Menschen. Wenn es bei Ihnen soweit ist, wissen Sie es. Das Kreuz, das diese Übung Ihnen aufbaut, müssen Sie nicht tragen – es trägt Sie.

Rumpfdrehung (Rotary torso)

Diese Übung erfordert Konzentration. Halten Sie dabei den Oberkörper so gerade, als ob eine imaginäre Senkrechte durch Ihren Körper hindurchginge. Achten Sie darauf, daß Ihr Becken sich nicht bewegt (Abb. 9).

Streckung im Kniegelenk (Leg extension)

Die wichtigste Übung zur Kräftigung Ihrer Oberschenkel-muskeln.

Achten Sie darauf, daß Sie bei jeder Wiederholung die vollständig gestreckte Position erreichen (Abb. 10).

Beugung im Kniegelenk (Leg flexion)

Die Beuger auf der Rückseite der Oberschenkel sind relativ schwach im Verhältnis zu den übrigen Muskeln des Unter-körpers. Darum gehören sie zu jenen Muskeln, die beim Sport größerer Verletzungsgefahr ausgesetzt sind. Vernach-lässigen Sie sie deshalb nicht (Abb. 11).

Überzug (Pullover)

Damit trainieren Sie den größten Muskel des Oberkörpers, den *latissimus dorsi*. Er gibt dem Oberkörper jenes leicht V-förmige Aussehen.

Der Vorteil dieses Gerätes liegt darin, daß der Wider-stand direkt am Oberarm ansetzt, also nicht gefiltert wird durch die schwächeren Muskeln der Arme. Ein isoliertes Training des großen Rückenmuskels ist nur mit diesem Gerät möglich (Abb. 12).

Das sind die fünf Korrektoren. Sie korrigieren die Kraft-kurven Ihrer wichtigsten Muskeln nach oben und erhöhen Ihre Beweglichkeit im Hüftgelenk, in den Kniegelenken, an der Lendenwirbelsäule und im Schultergelenk.

Verwenden Sie die fünf Korrektoren jeweils auch beim

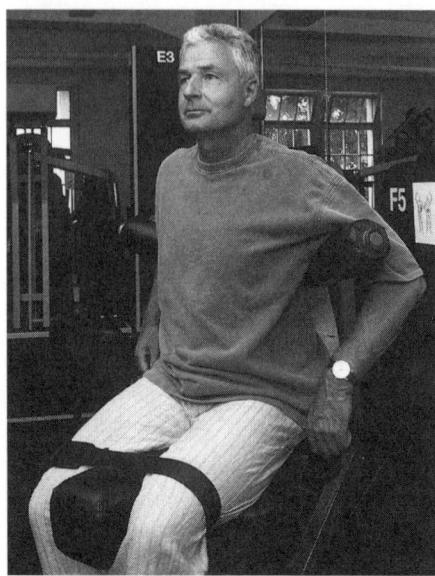

*9 Rumpfdrehung
(Rotary torso)*

*10 Streckung im
Kniegelenk
(Leg extension)*

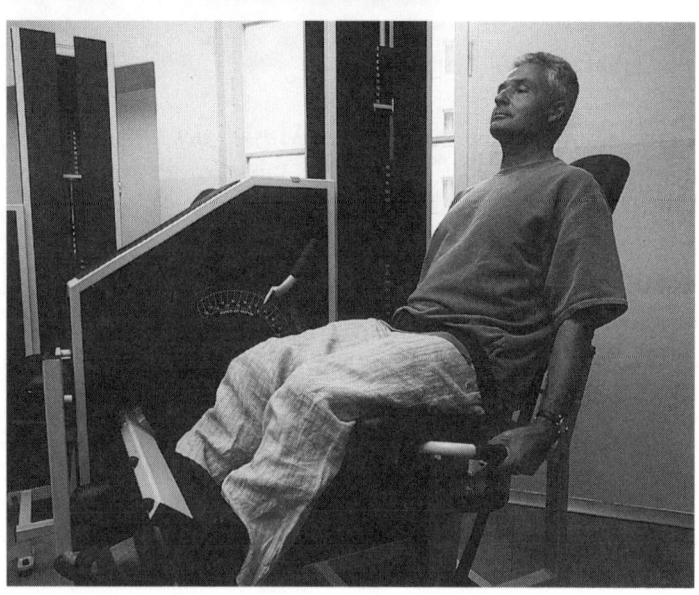

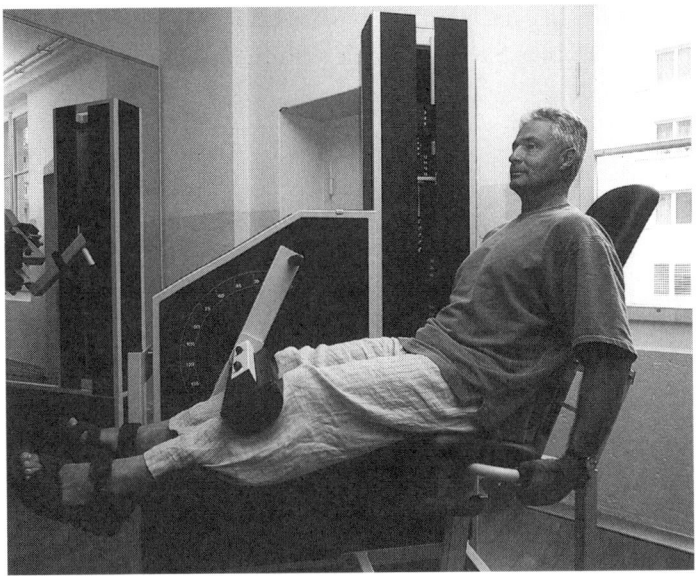

11 Beugung im Kniegelenk (Leg flexion)

12 Überzug (Pullover)

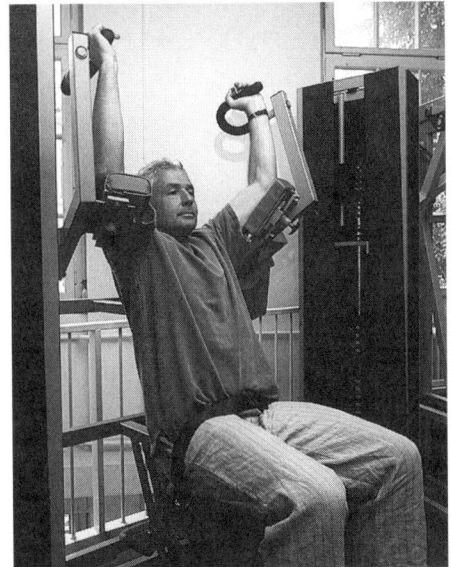

Wiedereinstieg nach längerer Absenz für die ersten drei Mal. Danach können Sie Ihr normales Trainingsprogramm wieder aufnehmen.

10 Rituale sind Geschmackssache

Ähnlich dem Zubereiten von Arzneien im Mittelalter ist die Durchführung des Körpertrainings mit Ritualen und Kulthandlungen durchmischt, denen – mangels Einsicht in die tatsächlich wirksamen Faktoren – ursächliche Bedeutung zugemessen wird.

Viele unserer Alltagstätigkeiten sind rituell. Das gegenseitige Sich-Begrüßen, Sich-Vorstellen, Sich-Verabschieden, das Werben um den Geschlechtspartner, die gemeinsame Nahrungsaufnahme, der Gottesdienst, ja selbst unsere täglichen Verrichtungen im Haus und bei der Arbeit sind eingewoben in Rituale. Rituale beruhigen. *Ein* sicherer Ablauf in einer unsicheren Welt. Leider verstellen sie – da vordergründig – den Blick für das Wesentliche. Sie werden allmählich selbst zum Bild, das sie lediglich rahmen dürften. Rituale sind nicht immer harmlos. In jedem Fall aber kosten sie Zeit und oft auch Geld.

Es ist im allgemeinen nicht zu empfehlen, gegen Rituale anzugehen, es sei denn, man will die Leute gegen sich aufbringen. Warum ich trotzdem hier dazu Stellung nehme? Mir schmecken selbst bittere Tatsachen besser als süße Lügen.

Anwärmen

In populären Artikeln zum Thema Fitneß, zum Beispiel in Frauenzeitschriften und Illustrierten, wird gleichsam mit erhobenem Zeigefinger gewarnt, man solle bloß nicht vergessen, sich genügend anzuwärmen, und ohne Stretching laufe gar nichts, da würden die Muskeln verkürzt und die Verletzungsgefahr nehme zu. Das ist Unsinn. Man verletzt sich nicht, weil man nicht warm ist, sondern weil man das Gewebe durch schnelle (zackige) und mehrdimensionale Bewegungen (Scherkräfte) über die Bruchlastgrenze hinaus belastet. Verletzungsgefahr besteht beim Sport. Beim Krafttraining ist sie fast null.

Die Bezeichnung «Anwärmen» ist irreführend. Sie erweckt den Eindruck, wir wären zu kalt (wie ein Automotor im Winter) und müßten erst warm werden, um auf Touren zu kommen. Wer wirklich kalt ist, ist tot. Unser Körper bewahrt eine konstante Wärme von 37 Grad. Leistungsbegrenzend und kritisch ist nicht die Kälte, sondern die Wärme, die wir mit körperlicher Arbeit produzieren. Steigt die Körpertemperatur über 42 Grad, gerinnt das Muskeleiweiß, und der Tod tritt ein. Diese Katastrophe zu verhindern, ist der einzige Zweck des Schwitzens; eine Notmaßnahme, die ihren Preis hat, denn sie schwächt. Muskeln bestehen zu zwei Dritteln aus Wasser. Wasserverlust ist Kraftverlust.

Die Metapher vom «Anwärmen» ist nicht thermisch zu verstehen. Da wäre zur Leistungsvorbereitung eher eine gegenteilige Maßnahme angebracht, nämlich Abkühlen. Niedrige Temperaturen stimulieren den Körper in Richtung Aktivität (Sympathicus). Das ist leicht nachzuvollziehen, wenn Sie kalt duschen oder unzulänglich gekleidet in die Kälte treten: Sie sind erfrischt. Kälte zwingt Ihren Bewegungsapparat, aktiv zu werden, zum Beispiel zu zittern, um die Körperwärme zu bewahren. Umgekehrt jedoch, im warmen Bad oder in der Sauna, schlaffen Sie ab. Der Organismus wird – um Überhitzung zu vermeiden – in die Passivität (Parasympathicus) gedrängt.

Der Nutzen des Einlaufens liegt im neurophysiologischen und im mentalen Bereich; es werden damit bestimmte wettkampfspezifische Bewegungsmuster aus dem «Archiv» abgerufen und zum Gebrauch bereitgestellt, eben koordiniert. Gleichzeitig wird durch die leichte Belastung bestimmter Muskeln reflektorisch eine dem Wettkampf förderliche Stimmung erzeugt (siehe «Die Seele der Muskeln», Seite 88). Einlaufen ist sinnvoll vor kurzdauernden Maximalanstrengungen, zum Beispiel vor einem 100-Meter-Lauf oder vor einem isometrischen Maximalkrafttest. Doch wird das Einlaufen in den beiden Fällen unterschiedlich aussehen. Der 100-Meter-Läufer wird seinen ganzen Körper einlaufen, da er ja auch alle Muskeln gleichzeitig belastet. Vor der isometrischen Maximalanstrengung sollen logischerweise nur jene Muskeln eingelaufen werden, die getestet werden sollen.

Beim normalen Krafttraining werden die Muskeln einzeln nacheinander trainiert. Das Einlaufen findet für jeden Muskel bei jeder einzelnen Übung automatisch statt: in den ersten 40 bis 50 Sekunden vor der maximalen Anstrengung am Schluß der Übung.

Selbstdarstellung mit Stretching

Das Stretching hatte seine große Zeit Anfang der achtziger Jahre. Begeistert waren vor allem die Physiotherapeuten, eine Berufsgruppe, die alles aufnimmt, das der Verbreiterung ihres Sammelsuriums an Behandlungsmethoden dient, da ihr der Weg nach «oben» verbaut ist: Physiotherapeuten dürfen keine Diagnosen stellen. Empirisch auch nur einigermaßen abgesicherte Befunde zum Stretching gab es weder damals, noch gibt es sie heute. Viele der ehemaligen Protagonisten distanzieren sich heute davon. Der Verdacht, daß zumindest extensives Stretching irreversible Schäden stiftet, ist begründet. Niemand kann heute genau sagen, wozu Stretching gut ist, so daß sich schließlich die Frage stellt, ob es überhaupt zu etwas gut ist.

Kurzes Dehnen – ein bis fünf Sekunden – ist sinnvoll und vollzieht sich automatisch beim korrekten Krafttraining: Wenn sich ein Muskel vollständig zusammenzieht, wird sein Antagonist gedehnt. Auch das Dehnen ohne Gerät, wie man es so schön bei Katzen beobachten kann, ist wohltuend und empfehlenswert, ohne daraus gleich eine Behandlungsmethode abzuleiten. Beim Stretching wird jedoch empfohlen, die Position der maximalen Dehnung bis zu 25 Sekunden aufrechtzuerhalten, eben so lange, bis der Dehnungsreflex abgeklungen ist. Bei dieser Problematik liegt wohl auch das Problem! Den Dehnungsreflex müssen wir uns nicht abgewöhnen. Er ist der Schutz vor Überdehnung. Daß damit Dysbalancen der Antagonisten ausgeglichen werden können, läßt den Verdacht aufkommen, daß dieser Ausgleich nach unten, also eine Nivellierung, stattfindet. Der stärkere der beiden Muskeln wird so lange gestretcht, bis er genügend schwach ist und das Verhältnis zum Antagonisten wieder stimmt.

Das Nebenkriegsschauplatz-Phänomen

Eine psychologisch interessante Erscheinung können Sie in jedem Sportstudio oder auf dem Trimmpfad beobachten. Achten Sie auf jene Trainierenden, die sich extensiv einlaufen oder zwischen den Übungen dauernd Dehnungsübungen einbauen. Bei den eigentlichen Kräftigungsübungen am Gerät trainieren allesamt unsauber. Sie führen die Bewegungen nicht vollständig aus, helfen mit Muskeln nach, die nicht helfen sollten. Sie drücken sich vor der wirklichen (und wirksamen) Belastung, indem sie die Aktivitäten auf Nebenkriegsschauplätze verlegen. Man tänzelt herum, schüttelt die Glieder, wackelt mit dem Gesäß und wabert mit dem Bauch. Dafür hat man den Sammelbegriff des «Sich-Lockerns» geschaffen, wohl in der Absicht, diesem Veitstanz Bedeutung zu verleihen. Eine fast manisch anmutende Stretching-Leidenschaft zeigen besonders jene Leute, die auch eine Vorliebe für hautenge Trainingsbekleidung haben. Wo kann man sich schon völlig legal derart ungeniert produzieren wie beim Stretching? Höchstens noch in der Aerobic-Stunde. Wieweit der eigene Körper von öffentlichem Interesse sei, mag jeder für sich entscheiden.

Das ist alles nicht tragisch. Es nützt zwar nichts, schadet aber auch nicht allzusehr. Das Problem ist eher, daß mit diesen Ritualen oft das eigentliche Training substituiert wird. Den Körper zu *trainieren* ist eine Sache, ihn zu *demonstrieren* eine andere.

Der Geist aus der Flasche

Etwas Wasser, Zucker, Farbstoff und eine Prise Salz macht zusammen zwei Deutsche Mark. Nicht schlecht, zumindest aus der Sicht des Herstellers.[16] Das einzig Wertvolle in dieser Mixtur ist das Wasser. Von den andern Ingredienzen haben wir eher zuviel als zuwenig in unserem Körper. Aber schließlich wird das Getränk zur Leistungssteigerung empfohlen, und etwas wird ja wohl dran sein, denken wohl die meisten. So müssen sie denken, sonst würden sie das Wasser dort beziehen, wo es kostenlos ist: von der Leitung.

Auf dem Markt für tonisierende Getränke balgen sich mittlerweile mindestens ein Dutzend Firmen um Anteile. In Gesprächen mit Trainierenden stellte ich fest, daß allen Ernstes Wirkungsunterschiede der verschiedenen Marken diskutiert werden. Hier schlägt der Aberglaube voll durch. Was Sie in Wahrheit vor, während und nach dem Training benötigen, ist Wasser ohne irgendeinen Zusatz.

Seltsame Kleider

Der sexuelle Aspekt der Körperkultur wurde lange unterschlagen. Heute steht er im Zentrum. Seine Flagge ist die

---

[16] Diese beachtliche Marketingleistung wird nur noch übertroffen von der Idee, Wasser in Flaschen abzufüllen und unter der Bezeichnung «Mineralwasser» anzubieten. Durch die Positionierung der Marke Perrier als des Getränks der Schönen, Reichen und Gescheiten hat die Vertriebsfirma den Verkauf von drei Millionen Flaschen im Jahr 1976 auf 200 Millionen Flaschen im Jahr 1979 steigern können. Wenn es allerdings stimmt, was die Firma behauptet, nämlich daß damit die «Soft drinks» und die alkoholischen Pausengetränke abgelöst würden, ist das Angebot sinnvoll und vergleichsweise preiswert.

Bekleidung. Das Fitneßstudio wird zum Laufsteg, das Trainingsgerät zum Requisit. Ein jeder verkleidet sich als eigenes Wunschbild. Das Entlein wandelt sich zum Schwan, der Hase zum Löwen.

Die Geste der Bekleidung steht oft in merkwürdigem Gegensatz zum Wesen der Bekleideten. Männer mit Stirnbändern oder Piratenkopftüchern, breiten Ledergürteln und engen Leggins markieren eine Wildheit, die ihnen tagsüber im Anzug am Bankschalter völlig abgeht. Und an den Frauen materialisiert sich dreidimensional jene Sinnlichkeit, wie man sie sonst nur vom Vierfarbendruck von Modemagazinen her kennt. An diesem Maskenball mag die Textilienindustrie gesunden. Trotzdem einige praktische Empfehlungen für jene, die zu Bekleidungsfragen eine eher pragmatische Einstellung haben.

Zweck der Bekleidung ist die Aufrechterhaltung der Körpertemperatur und der Schutz vor UV-Strahlung. Bei der Trainingsbekleidung sollten Sie besonders darauf achten, daß Sie sich darin uneingeschränkt bewegen können. Enganliegende Kleider beeinträchtigen die Luftzirkulation auf der Hautoberfläche.

Hohe Sportschuhe schränken die Beweglichkeit im Fußgelenk ein. Sie leihen dem Fußgelenk jene Stabilität, die ihm eigentlich seine Muskeln geben sollten. Wer öfters solche Schuhe trägt, schwächt jene Muskeln, die das Fußgelenk betätigen. Turnschuhe sind unzweckmäßig. Sie verhindern den Abfluß von Körperwärme. Ideal sind dünne Gymnastik- oder Geräteschuhe oder Sandalen (Clarks, Birkenstock). Das Gelenk ist frei bewegbar, und der Fuß kann ungehindert Körperwärme abgeben.

Je leichter die Trainingshose, desto besser; ziehen Sie dünnes Material vor, am besten Baumwolle oder Seide. Meiden Sie die dicken Jogging-Anzüge. Sie sollen die Wärme nicht speichern, sondern loswerden. Gummizüge behindern die Luftzirkulation zwischen Körperoberfläche und Kleidung, auch empfindet man ihren Druck unangenehm. Damit die Hose sitzt, ist lediglich eine eingelassene Schnur im Bund notwendig. Die Hose soll auf den Beckenknochen aufliegen – und nicht den Bauch zusammenschnüren und die Atmung behindern.

Wählen Sie helle Stoffe, nicht nur aus hygienischen Gründen. Farben haben eine psychologische Wirkung. Das gibt uns die Möglichkeit, unsere Stimmung zu beeinflussen. Helle Farben stimmen heiter, dunkle machen ernst.

Die Wärmeverteilung des Körpers gerät bei körperlichen Anstrengungen etwas durcheinander. Bestimmte Körperstellen können vorübergehend unterversorgt werden zugunsten anderer. Halten Sie zwei kritische Stellen stets bedeckt: die Schulterregion und die Nierengegend. Beide reagieren empfindlich auf Luftzug und Unterkühlung. Bei den Schultern äußert sich dies in einer verstärkten Bereitschaft zu rheumatischen Beschwerden, bei den Nieren in einem erhöhten Entzündungsrisiko. Das zweckmäßige Oberteil sollte am Rücken ausreichend lang sein, einen weiten Halsausschnitt aufweisen und die Oberarme bis an die Ellbogen bedecken.

Zweckmäßige und kostengünstige Trainingsbekleidung erhalten Sie, wenn Sie Ihre alten Sachen – statt wegzuschmeißen – recyceln. Tatsächlich haben ausgetragene und ausgewaschene Kleidungsstücke zwei Qualitäten, die Neuanschaffungen abgehen: Saugfähigkeit und Tragkomfort. Als Hose eignen sich leichte, weite, alte Trainingshosen, aber auch gewöhnliche Sommerhosen aus Leinen oder dünner Baumwolle. Schneiden Sie den Stoff unter dem Knie ab (am besten mit einer Zackenschere), und ziehen Sie eine dicke

Schnur oder einen Gürtel ein. Als Trainingsoberteil sind weite alte T-Shirts oder Baumwollhemden unübertrefflich. Kappen Sie bei den Hemden die Ärmel, ein bis zwei Zentimeter oberhalb des Ellbogens, und entfernen Sie auch den Kragen.

Spätestens hier fragt die modebewußte Leserin, ob man so was überhaupt tragen kann. Man kann. Das Training an sich ist keine allzu komfortable Beschäftigung. Leisten Sie sich wenigstens bequeme Kleidung. Die Fitneßindustrie bietet eine Fülle von überflüssigem Zubehör: Stirnbänder, Gewichthebergürtel, Gelenkschoner, Leg-warmers, Tangas. Das Geld dafür können Sie sich sparen. Es finden sich noch genügend Gelegenheiten für unnütze Ausgaben, zum Beispiel beim Kauf von Dusch-Shampoo, wo man Ihnen für verdünnte Seife mehr Geld abnimmt als für unverdünnte.

Ernährung als Glaubensinhalt

Als Trainer erhält man «Geheimtips». Die meisten betreffen die Ernährung. Von einem Weltmeister im Eislaufen wurde mir ein Frühstücksmüsli empfohlen, dessen «Power» man den ganzen Tag über spüre. Ein italienischer Diplomat hat mir einen Drink verraten, der – gemixt aus Eiern, Rotwein und Honig – nicht nur die muskuläre Leistung, sondern gleich noch die Liebeskräfte steigert. Von einem Konzertmusiker erhielt ich den Schlüssel zu ewiger Schlankheit und nicht enden wollender Bewußtseinserweiterung in Form einer Diätvorschrift auf zwei mit Maschine beschriebenen Seiten.

Das Interessante bei Diät-Gesprächen ist für mich stets das Verhalten von zufällig Anwesenden, die am Rande mitbekommen, worum es geht. Sie schalten sich spontan ein und reden mit. Natürlich mit eigenen, womöglich völlig anderslautenden Rezepten und Tips. Aber es scheint eine gemeinsame, gleichsam axiomatische Ausgangsbasis vorhanden zu sein, die etwa lautet: Wir machen alles falsch!

Da jeder ißt, kann auch jeder mitreden. Das Gebiet der Nahrungsaufnahme ist die ideale Projektionsfläche für Ängste und Wünsche. Ernährungsphysiologische Gesichtspunkte sind zweifellos wichtig für unsere Gesundheit und unsere Leistungsfähigkeit. Das Wissen darüber liegt für jede Person greifbar und anwendbar vor (zum Beispiel in den periodisch erscheinenden «Empfehlungen für die Nährstoffzufuhr» der Deutschen Gesellschaft für Ernährung). Trotzdem gedeiht hier eine unbeschwerte, gegenüber rationalen Argumenten erstaunlich resistente Glaubenskultur.

11 Die fünf Erhalter

Es gibt für Sie zwei Gründe, mit der Steigerung der Belastung aufzuhören: Entweder Sie können nicht mehr, weil Sie Ihr genetisches Potential an Kraftzuwachs ausgeschöpft haben, oder Sie wollen nicht mehr, weil Sie finden, daß es reicht. In beiden Fällen ist es wichtig, das Minimum dafür zu tun, daß der Gewinn erhalten bleibt.

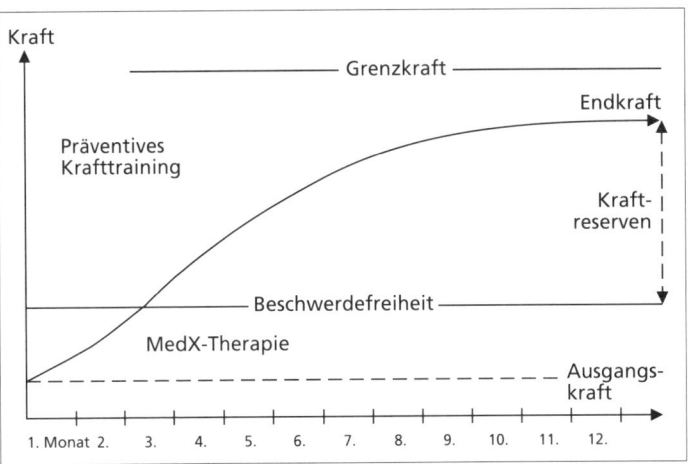

13 Die Grafik zeigt einen idealisierten Kraftaufbau, der in einem Zustand pathologischer und schmerzverursachender Schwäche (Ausgangskraft) beginnt. Nach etwa zwölf Monaten ist ein Niveau unterhalb der genetisch bedingten Grenzkraft erreicht. Die damit geschaffene Kraftreserve gilt es zu erhalten.

Beinpressen (Leg press)

Die Übung erfaßt praktisch den gesamten Unterkörper. Strecken Sie die Knie nicht durch, sondern verharren Sie einen Augenblick in der fast gestreckten Position, damit die Spannung erhalten bleibt (Abb. 14).

Drücken (Overhead press)

Diese Übung leistet für den Oberkörper das, was die Beinpresse für den Unterkörper leistet. Der ganze Schulterbereich wird erfaßt. Halten Sie den Oberkörper in Kontakt mit dem Rückenpolster. Auch hier sollten Sie die Arme nicht ganz ausstrecken (Abb. 15).

Armzug (Torso arm)

Beim Armzug verläuft die Belastung in umgekehrter Richtung wie beim Drücken. Die Antagonisten werden trainiert (Abb. 16).

Barrenstütz (Dips)

Beim Barrenstütz lehnen Sie sich leicht nach vorne, damit die Brustmuskeln genügend einbezogen werden. Strecken Sie die Arme nicht vollständig, jedoch dehnen Sie soweit wie möglich (Abb. 17).

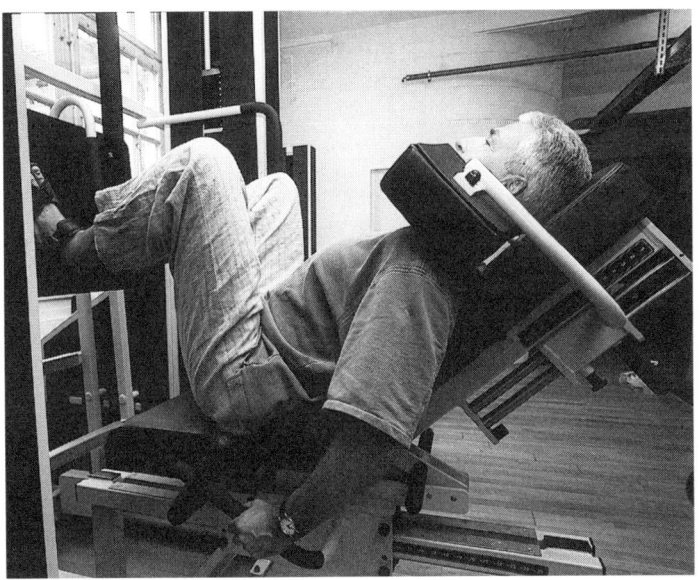

14 Beinpressen (Leg press)

Rumpfdrehung (Rotary torso)

Diese Übung (Abb. 18) wurde Ihnen schon im Kapitel «Die fünf Korrektoren» vorgestellt.

Mit diesen fünf Übungen haben Sie Ihren Minimalbedarf abgedeckt. Wenn es Ihre Zeit jedoch erlaubt, sollten Sie sich acht bis zwölf Übungen gönnen, ein vollständiges Programm, das Sie sich von Ihrem Trainer zusammenstellen lassen.

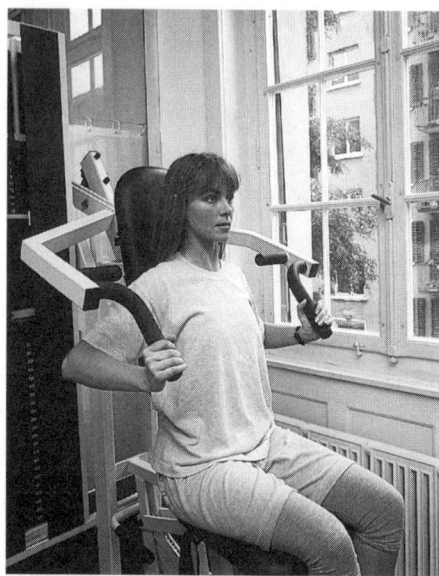

*15 Drücken
(Overhead press)*

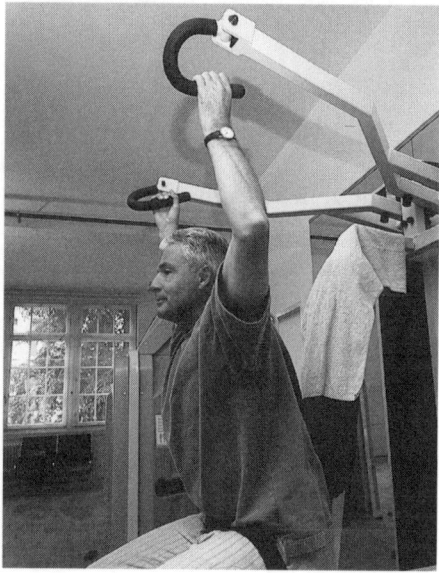

*16 Armzug
(Torso arm)*

17 Barrenstütz (Dips)

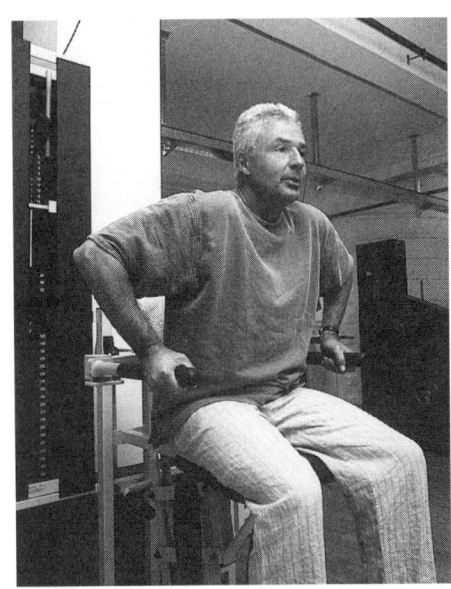

*18 Rumpfdrehung
(Rotary torso)*

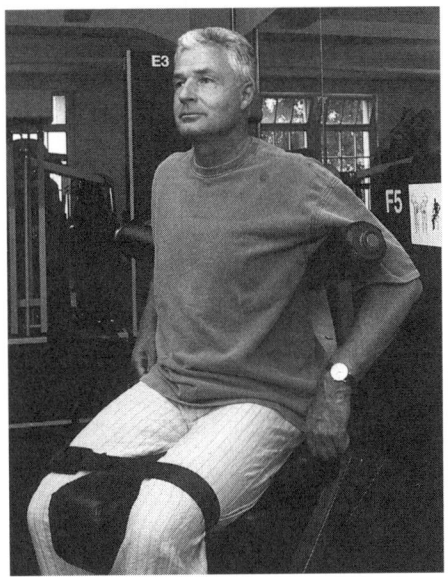

Literatur

Brooks G. A.: Exercise Physiology: Human Bioenergetics and its Applications, New York 1984.

Brück K., Olschewsky H.: Human Acclimation, Body Temperature and Endurance Performance, Odense 1988.

Brück K.: Warmlaufen oder Kaltstart? Sportliche Höchstleistungen durch Kälte, Gießen 1987.

Carpenter D.: Effect of 12 and 20 weeks of Resistance training on lumbar extension torque production, Gainesville 1991.

Darden E.: The Nautilus Diet, Boston 1987.

Darden E.: The Nautilus Book, Chicago 1988.

Descartes R.: Abhandlungen über die Methode des richtigen Vernunftgebrauchs, Stuttgart 1990.

Dubs R.: Sportmedizin für jedermann, Zürich 1954.

Feldenkrais M.: Der aufrechte Gang, Tel-Aviv 1967.

Fiatarone M.: High-Intensity Strength Training in Nonagenarians, Boston 1990.

Fuller F. A.: Treatise Concerning the Power of Exercise, London 1711.

Hackenschmidt G.: Der Weg zur Kraft, Leipzig ca. 1910.

Hass H.: Die Hyperzeller. Das neue Menschenbild der Evolution, Hamburg 1994.

Herz M.: Lehrbuch der Heilgymnastik, Berlin 1903.

Hettinger Th.: Isometrisches Muskeltraining, Stuttgart 1972.

Hoster M.: (Hrsg.) Dehnen und Mobilisieren, Waldenburg 1993.

Jahn L.: Die Deutsche Turnkunst, Berlin 1960.

Jones A.: The lumbar spine, the cervical spine and the knee, Ocala 1993.

Jones A.: Bulletin No. 1., DeLand 1970.

Jones A.: Bulletin No. 2., DeLand 1971.

Kainz F.: Über die Sprachverführung des Denkens, Berlin 1972.

Kieser W.: Vom Krafttraining zur Krafttherapie, Zürich 1990.

Kieser W.: Hanteltraining zu Hause, Niedernhausen 1993.

Kieser W.: Krafttraining, Niedernhausen 1996.

Kreck H. C.: Die Medico-Mechanische Therapie Gustav Zanders in Deutschland, Frankfurt a. M. 1987.

Kuznezow W. W.: Kraftvorbereitung. Theoretische Grundlagen der Muskelkraftentwicklung, Moskau 1970.

Lem S.: Die Entdeckung der Virtualität, Frankfurt a. M. 1996.

Lukas G.: Die Körperkultur in frühen Epochen, Berlin 1969.

Magnus A.: Ägyptische Geheimnisse für Menschen und Vieh, Braband 1834.

Mooney V.: On the Dose of Therapeutic Exercise, San Diego 1994.

Morehouse L. E.: Physiological Basis of Strength Development, New York 1960.

Müller K. J.: Statische und dynamische Muskelkraft, Frankfurt a. M. 1987.

Neef P., Caimi M.: Interdiskale Druckmessung, Würzburg 1996.

Nelson B. W.: The Clinical Effects of Intensive Specific Exercise on Chronic Low Back Pain, Columbia 1995.

Peterson J. A.: The Effect of High Intensity Weight Training on Cardiovascular Function, Westpoint 1976.

Pollock M., Graves J.: New Approach to Low Back Evaluation and Training, Gainesville 1989.

Pollock M.: Effects of Isolated Lumbar Extension Resistance Training on Bone Mineral Density, Indianapolis 1991.

Popper K. R.: Objektive Erkenntnis, Hamburg 1973.

Riemkasten F.: Die Alexander-Methode, Heidelberg 1967.

Rohen J. W.: Funktionelle Anatomie des Menschen, Stuttgart 1993.

Rouet M.: Toute la Culture Physique, Paris 1965.

Stevens Ch.: Alexander Technik. Ein Weg zum besseren Umgang mit sich selbst, Basel 1989.

Stirner M.: Der Einzige und sein Eigentum, Stuttgart 1972.

Stoll T., Brühlmann P., Michel B. A.: Assessment of Muscle Strength in Poly-/Dermatomyositis (PM/DM): Validation of a New, Simple, Quantitative Method, Zürich 1993.

Webster D.: Barbells + Beefcake, Portsmouth 1979.

Westcott W. L.: Strength Fitness. Physiological Principles and Training
Techniques, Dubuque 1995.
Wickert J.: Albert Einstein, Hamburg 1972.

Adressen

Der Name Kieser Training ist markenrechtlich geschützt und darf ausschließlich von Franchise-Partnern der Kieser Training AG verwendet werden. Informationen über das Franchise-System sowie über die MedX-Therapie erteilt die Systemzentrale in Zürich: 01/296 17 17.

Kieser Training in Deutschland

Bergisch Gladbach	Odenthaler Straße 19	☎ 02202/24 78 03
Berlin	Forckenbeckstraße 9-13	030/89 72 50 30
Bremen	August-Bebel-Allee 1	0421/20 37 20
Chemnitz	Rathausstraße 10b	0371/69 49 29 2
Düsseldorf	Ringelsweide 14	0211/31 90 5 05
Frankfurt/M	Niddastraße 76	069/23 06 46
Frankfurt/M	Hanauer Landstr. 161-173	069/49 08 64 33
Freiburg	Grünwälderstraße 10-14	0761/27 13 50
Hamburg	Esplanade 6	040/3 57 40 90
Hamburg	Weidenbaumsweg 139	040/721 11 52
Hamburg	Winterhuder Marktplatz 6	040/46 07 69 0
Hamburg	Schumacherstraße 17	040/3 8 28 44
Köln	Neusserstraße 27-29	0221/97 22 23 0
Köln	Neue Weyerstraße 6	0221/92 33 97 7
Köln	Scheidtweilerstraße 17	0221/95 4 52 10
Lübeck	Kanalstraße 108	0451/70 60 3 15
Mainz	Grosse Bleiche 14-16	06131/23 01 35
Mannheim	E2, 12-13	0621/15 67 80 0
München	Lothstraße 3-5	089/12 39 80 00
München	Tumblingerstraße 23	089/76 70 20 20
München	Belgradstraße 5a	089/30 72 94 55
Nürnberg	Zerzabelshofstraße 29	0911/94 69 49 4
Rosenheim	Heilig-Geist-Str. 24	08031/38 28 28
Stuttgart	Christophstraße 6	0711/649 20 11
Wilhelmshaven	Marktstraße 101–103	04421/13 77 77

Kieser Training Luxemburg

Strassen	234-236, Route d'Arlon	☎ 00352/31 37 38

Kieser Training in der Schweiz

Basel	Steinentorstraße 35	061/281 62 62
Bern	Sulgenrain 28	031/372 06 06
Biel	Bleierhof, Bahnhofstr. 15	032/323 24 35
Fribourg	4, rue Georges-Jordil	026/341 81 60
Genf	B. du Pont d'Arve 28	022/328 19 00
Horgen	Lindenstraße 4	01/726 04 06
Kreuzlingen	Nationalstraße 6	071/672 44 94
Lausanne	32, rue du Simplon	021/616 88 51
St. Gallen	Merkurstraße 2	071/222 02 42
Schaffhausen	Breitenausstraße 117	052/625 15 90
Schlieren	Wagistraße 2	01/730 11 30
Solothurn	Beim Bahnhof Berthastr. 7	032/623 96 70
Thun	Malerweg 2	033/222 03 83
Winterthur	Stadthausstraße 12	052/213 21 71
Zug	Bahnhofstraße 22	041/720 05 85
Zürich	Nüschelerstraße 32	01/221 09 30
Zürich	Kanzleistraße 126	01/242 54 29
Zürich	Hottingerstraße 21	01/251 75 65
Zürich	Baumackerstraße 35	01/311 60 77